神経症からの「回復の物語」

森田療法を学び
支えあった人たちの
成長の記録

岸見勇美 著　生活の発見会 監修

白揚社

推薦の辞

日本森田療法学会理事長　中村　敬

神経症（不安障害など）の成り立ちと治療法について、専門家が著した解説書は数多くある。森田療法に関する入門書もその数は少なくない。しかし本書は、これらの解説書とは異なる視点から編まれたものである。

タイトルが示すように、本書は神経症や抑うつ症状に悩み抜いた十二名の人々の「回復の物語」である。登場人物はいずれも、強迫症状、対人恐怖や不眠恐怖などの恐怖症、パニック発作など様々な神経症症状にとらわれ、人生の挫折を余儀なくされた人々である。彼（彼女）らは無力感に打ちひしがれた末に、森田療法の集団学習を基盤にするセルフヘルプグループ（生活の発見会）を知り、半信半疑の思いで参加する。そして、気がつけばグループでの活動や多くの人たちとの出会いが回復の転機になっていた。だが「回復の物語」は、こうした体験の共通項だけでは言い尽くすことができない。十二名の人々にとって回復の道のりとは、各々の人生を必死に生きて成長を遂げていくプロセスに他ならず、それぞれが独自の輝きを有しているのである。

それゆえ本書を読み終えた方は、森田療法を知ると否とにかかわらず、いかに困難な人生であろうとも、生きることそれ自体に希望を見出すことができるだろう。神経症や抑うつ症状に悩むすべての方々に本書をお勧めする一番の理由がここにある。

こころの新しいモデル

ひがメンタルクリニック院長　比嘉千賀

本書はこころ悩めるこの時代に、こころの回復の新しいモデルを示してくれています。十二人の方たちの神経症やうつ病の壮絶な悩みの体験とそこからの力強い回復の物語がリアルにありのままに書かれていて感動的で、読んでいて惹き込まれてしまいます。

対人恐怖症（社会不安障害）、強迫性障害、不安障害（パニック障害など）、吃音、ひきこもり、不眠症、うつ病などでのたうつような苦しみを味わい、生きることにも絶望した十二人は、精神科受診だけでは救われず、森田療法を主軸において活動している「生活の発見会」に出会い、「闇の中に一条の光を見出した」と語っているように回復の緒をつかみました。「生活の発見会」では同じように悩む仲間たちから共感し受け入れられて、そこが「安心できる場」になり、回復した先輩たちと森田療法に導かれます。

「生活の発見会」は専門家からも高い評価を受けている自助グループで四十四年の活動歴があります。全都道府県で活動を展開しており、身近なところに受け止めてくれる場があるのです。

森田療法の学習と仲間同士の体験交流によって神経症などからの回復をめざしていますが、症状の回復だけではなく、活動を継続するうちにその人らしい本来の生きる道を発見し、自在な生き方ができるようにもなっていくのです。そのプロセスを十二人の体験は如実に示しており、また、北西先生がそれを鋭く分析して、「生活の発見会」の現代社会における存在意義を示しています。

神経症からの「回復の物語」　目次

プロローグ

これからお話しするのは、森田療法に出会い、生活の発見会での学習、仲間たちの友情と助け合いによって重度の絶望的な強迫神経症から立ち直った、一人の女性の「回復の物語」です。

たびたび起こる発作

伊藤恵子さん（仮名）は五十三歳、現在大学の理系の教員です。

今をさかのぼる三十年前、彼女は四年間の充実した学生生活を終え、別の大学の研究所に一年半勤務したあと、請われて出身大学の理系講座に戻りました。二十三歳のときのことでした。

仕事の内容は、微量物質の分析が主なものです。それは細心の注意が要求され、神経を使う仕事でした。生来の完全癖もあって、彼女は少しのミスもないようにと、仕事に集中していました。

仕事そのものは、自分の性格や考え方にあっていると思われ、順調にいっていました。しかし、閉鎖的な組織の中での人間関係の複雑さは、彼女の想像を超えるものがありました。

周囲の幾人もの教員が、思惑もからんで各々自分の考えを主張し、彼女に「こうしてはいけない」「これはだめ」「こうせよ」「ああせよ」と、嵐のように注意とも命令ともつかないものを、入れ替わり立ち代わり告げに来るという日々が続きました。

元来が生真面目で神経質な性格の彼女は、それに完全にふりまわされ、どの指示のどのような注意に従えばよいのか、見当もつかなくなりました。身動きがとれなくなった彼女は、一日中研究室に閉じこもって、一歩も外へ出られなくなってしまいました。

追い打ちをかけるように、今度は「特定の教員に近づいてはいけない」と注意され、時には「近づいてもらっては困る」などと露骨《ろこつ》に言う教員もいて、彼女の精神状態は悪化の一途をたどっていきました。

部屋に閉じこもっていても、外での話し声や笑い声が極端に気になり、「自分のことを笑っているのでは？」「こんなに苦しんでいるのに誰もわかってくれないのか」と、一人涙を流す毎日でした。

朝、通勤のバスの車窓から大学が見えてくると、胸が苦しくなってため息が出るのでした。そんな状態で、母校に戻って半年たったとき、最初の発作が襲ってきました。

それは、突然意識を失って倒れるというものでした。

「二度と経験したくないような、非常に不気味な感覚」で、「あっ」と思った瞬間に意識がまったくなくなり、回復するまで数十分かかりました。その後の発作では、長いときには数時間かかることもありました。

周囲の人の話では、倒れて十分後くらいに、手足に渾身《こんしん》の力を入れて動かしたり、意味もなく立ち上がって、夢遊病者のように歩き回ったりすることもあったそうです。彼女にはまったく身に覚えのないことでした。

意識が回復しても、激しい頭痛と嘔吐に襲われ、数日間は寝返りもうてないほどの疲労感で寝たきりになり、生理も半年くらい止まりました。

彼女の母親は、一連の発作に大変なショックを受け、二人で一緒に死んでしまおうかと何度も思ったそうです。

てんかんかもしれないということで、大学の保健管理センターの医師に神経科での検査を指示され、脳波検査とＣＴスキャンを受けましたが、異常はありませんでした。

職場での極度のストレスによる心因性失神発作と診断され、投薬が始まりました。服薬していても発作はおさまらず、何度目かの発作では意識を失い、そばにあったストーブに倒れこみ、着ていた白衣が燃えるという事態にまで発展しました。

生命の危険が出てきたことを重く見て、上司は彼女の精神状態を安定させるために、研究チームの編成替えなど、さまざまな配慮をしました。それが功を奏して、彼女の精神状態は少しずつ安定に向かい、発作もなくなって、七年後、ほぼ治癒したと判断され通院を打ち切ったのでした。

婚約者の背信から再発

三十代に入り、彼女は同じ大学の二十歳以上年上の教授と婚約しました。教授の熱心なアプローチによるものでした。

平穏な日々が約束されたように思われましたが、教授の背信によって再び彼女は激しい神経症に落ち込んでしまいました。婚約中に教授が彼女に無断で見合いをしたのです。教授は、見合いの相手と結婚したいので彼女との婚約は破棄したいと、一方的に申し入れてきました。

「後のことは弁護士に一任するので連絡はそちらへ」という短い手紙が両親に届いただけで、彼女への言葉はありませんでした。その夜は怒りと哀しみで一睡《いっすい》もできず、その後三日間にわたって激しい頭痛に襲われ、それからはさまざまな身体症状が出てきました。

頭がぐらぐら揺れる感じがあったり、頭の中を泥水がゴーゴーと流れている感覚や、全身がぶるぶると震えて立っていられなかったり、まっすぐに歩くことも、人と話すこともできず、テレビも見られず、字も書けず、外出してもうずくまるようにしてしゃがみこむといった状態で、大学もしばらく欠勤することになりました。

思い切って、前に失神発作で通院していた神経科を受診し、精神安定剤の服用をすすめられました。「薬で治るのかしら」という不安はありましたが、いくつかの種類の薬を飲み始めたところ、思いのほか身体症状は軽快し、約半年で症状はほぼ消失しました。

ところがそれと入れ替わりに、彼女自身と周囲の者を巻き込む、地獄のような手ごわい強迫症状が現れ始めたのです。

生育環境、そして……

伊藤恵子さんは、三姉妹の長女として、宮城県の中都市で生を享《う》けました。家は両親と祖父母、それと離婚して実家に帰っている伯母、独身の叔母の九人家族でした。母は病気がちの舅、姑や気の強い小姑たちのなかにあって、嫁としてずいぶんと気を遣う毎日で、舅姑の看病疲れから、肺結核と心臓病の二つの大病を抱えていました。

複雑な家庭環境から、母は子どもの恵子さんに「おばあちゃんにこう言ってはだめ」「こうしてはだめ」「このことは黙っていなさい」などと絶えず言い聞かせていました。このため、彼女は幼少期から、まわりの大人の顔色をうかがって行動する神経質な子として育ちました。

父は常に威圧的で、しつけに厳しく指示は絶対で、少しの失敗や間違いも許さないため、びくびくして過ごしていました。叱られることばかりで、褒められることを知らずに育ち、いつしか「自分には長所がなに一つないと劣等感をいだくようになり、絶対に失敗してはいけないという完全主義にこりかたまった人間になった」のです。

小中学校のころは体も弱く、自家中毒や蕁麻疹《じんましん》によくかかり、風邪をひくとすぐに肺炎になって、長期欠席を繰り返していました。

また、生死をふくめ何ごとにも極端な考え方をするようになり、たとえば高校受験にしても「もし失敗して第二志望の不本意な高校に入ることになったら、そんな状況は耐えられないから自殺したほうがましだ」などと〝オール・オア・ナッシング〟の考えに支配され、いつも死というものを身近に意識して自殺することを考えていました。

高校生になると自分の進むべき道に自覚が出て、大学進学を強く希望しましたが、「女に学問は要らない」という父の封建的な方針と真っ向から対立し、悩みは彼女の胸を締めつけたようです。母の粘り強いとりなしもあってようやく受験の許可を得たものの、「授業料は一切出さないから、自分でまかなう」という条件が付きました。

それでも、志望の大学に進学した四年間は、解放感から希望に満ちた日々でした。そして充実した学生生活を終え、専攻分野を生かし、大学の研究所に就職したのです。

出身大学の講座に助手のポストを得た当座も、好きな研究で心はずむ毎日でした。ところが、ほどなく思いもよらぬ人間関係と二度にわたる心身の異常体験に遭遇することになったのです。

とりわけ、婚約破棄にかかわる心身状態の異常は、医師の指導と薬物の効果もあって、半年ほどで回復したものの、傷ついた心は容易に癒されることがありません。神経症の原因となった教授が、同じ職場で非常に近いところにいるので、偶然顔を合わせることもあります。そのたびに全身の血が逆流するような感覚に襲われるのでした。

その教授が定年退職するまでの十年間、彼女はひたすら耐えるしかありませんでした。

強迫地獄に陥って

失神発作と頭痛、全身の震え、不眠などさまざまな心身の症状を乗り越えた直後から、彼女を襲った強迫症状は、筆舌《ひつぜつ》に尽くしがたいほど凄絶《せいぜつ》なものでした。

最初は職業柄、頭の中にさまざまな科学的疑問が、アトランダムに浮かぶというものでした。そのうちそれが気になって落ち着かなくなり、百科事典を開いてばかりいるというようなことからはじまり、やがて周囲の教授、准教授に手当たり次第に聞いて回るようになりました。

それも執拗《しつよう》に、同じ質問を五十回、百回、二百回としつこく繰り返すのでした。自分が扱っている研究テーマに関する疑問は少なくなり、それよりまったく関係のない鏡の組成や、容器の材料にはどんな種類があるのかといった疑問がとめどなく出てきて、一つ聞くとまた新たな疑問がわくといった具合で際限なく拡散していきました。

しかも一つ聞いて自室に戻ると、すぐに不安になり、また聞きに行くというありさまで、本来の職務はそっちのけで、聞くことばかりに時間を費やしていました。

勤めを終えた帰途にまた不安になって、教授の自宅にまで電話をしたり、早朝、深夜を問わず電話をかけまくって、その教授の子どもがおかしくなったと苦情が出ることも何度かありました。

出勤するとまた聞いて回るのではないかという予期恐怖があって、恐怖が恐怖を呼び、欠勤も頻繁になり、疲れ果てて家で寝ていても、今度は家から大学に一分おきに電話をかけて聞くのでした。

大学ではたまりかねて彼女や両親を呼び出し、厳重に注意したのですが、症状は日増しに悪化の一途をたどり、小学生でも知っているような基本的なことにまで自信がなくなり、ついには「百センチは一メートルですか？」と、市役所や警察にまで電話して何度も確認を重ねる始末でした。

通院していた神経科からは大量の投薬を受け、強迫神経症に効くといわれる薬がつぎつぎ試されましたが何の効果もなく、医師にもまとわりついて質問を繰り返すので、ついには医師にも「打つ手がない」と見はなされました。

職場の上司に大学の精神科教授を紹介され、数回カウンセリングを受けましたが変化は見られず、治療は暗礁《あんしょう》に乗り上げてしまいました。友人関係も破綻し、誰も彼女に寄りつかなくなりました。家でも母親に同じように激しく質問を繰り返し、甥や姪まで巻き込んで、家中が暗い雰囲気になっていきました。

職場では「うるさい、出て行け」「いつまで大学にいるんだ」と罵声《ばせい》を浴びせられ、出ていかないと何度もなぐられ、時には「死ね」とまで言われ、部屋には鍵をかけられてしまいました。家に帰ると父に「帰ってくるな、みんなの幸せを壊すのか」と言われ、家族の冷ややかな視線を感じる日々でした。

もはや自分のいる場所は、どこにもないのだと思い、深夜、駅の連絡デッキの柵に寄りかかって、下を通る列車を見ながら「死のう」と考えていました。

森田療法に出会う

転機が訪れたのは一年ほどたったある日、ふと目を落とした新聞記事からもたらされました。それには、森田療法の解説と〈生活の発見会〉の活動記事が出ていました。強迫神経症が治った人の体験談も載っていました。

アタマに人の名前が付いた療法なんて何だか怪しげに思えましたが、万策尽きた末でした。強迫行為が治るならば、ともかく行ってみようと、末尾に記されていた生活の発見会に電話をし、入会の手続きをしました。

森田療法に関する本を購入し数冊読んでみました。森田正馬『神経衰弱と強迫観念の根治法』、高良武久『森田療法のすすめ』、長谷川洋三『心の再発見』などでした。

繰り返し、繰り返し読みました。書いてあることは一つひとつ納得のいくものでしたが、なぜ人に聞く行為を抑えなければならないのか、という彼女にとって根源的な疑問を揺り動かすような、哲学的な示唆《しさ》を得ることはできませんでした。

ふた月ほどして、やっと彼女は地区で開かれている発見会会員の集会〈集談会〉に参加してみました。自己紹介で参加者たちは自分の神経質症状について語りますが、どれも、自分の強迫症状に比べれば悩むほどもない、地獄の底を這《は》うような自分の苦悩体験は誰にも理解できないだろう、としか思えなかったのです。森田療法の理論もしっかり勉強したつもりでいましたが、頭でわかっていても実践できないのです。

さまざまな助言があり、繰り返す確認行為を三回から二回に、二回から一回にと段階的に抑制していくという話もありました。では、一回目を本当に数えたかどうかをどう確認するのか、という新たに湧いてくる疑問をどうするか。確認回数を制限し、次の行動に移るとかいう技巧的な指示では、あくまでもテクニカルなものにとどまって、根本的な解決にはならないと彼女には思えたのでした。

しかし、参加者たちの善意と、人の悩みに真剣に向き合ってくれる集談会の雰囲気は、どこかほっとするような温かみを感じさせるものがありました。そこは、行く当てもなく途方に暮れていた彼女が、やっと見つけた自分の居場所のように思われました。

何度目かの集談会で、森田理論を勉強しても一向に改善の兆しが見られないこと、あまりに彼女の症状が重いことから、森田療法でみずからの強迫神経症を克服したという医師を紹介されました。

暮れも押し詰まった十二月、彼女は希望をもって仙台から東京に向かいました。

医師は、彼女の症状の説明を一通り聞き終えると言いました。

「症状がひどすぎる。話にならない。あなたは森田療法適用外です。まあ、強い薬を使って症状をいくらか緩和するくらいしかできません」

あまりにも無慈悲な言葉でした。

「時折、風花の舞う寒いクリスマスイブ、巷《ちまた》にはジングルベルの歌がひびき、さまざまな光を放つ聖夜の、その華やかさとは対照的に、絶望感を胸に仙台に帰りました」と、彼女はのちに追想しています。

奇跡を生む森田療法

年が明けて桜の便りが届く季節になったころ、彼女にとって人生最大の転機が訪れました。それは隣県山形市のある医師の診察を受けたときのことでした。

その医師は彼女の話を聞くと言いました。

「自分の気分を良くするためでなく、まわりの人の幸せや便利さのために行動する。森田先生はそう言っています」

「そうなんです、先生。私は今まで自分の気分を良くするためだけに行動していました」

すると医師は、彼女の目をじっと見て言いました。

「あなたは私の言うことがすぐにわかりましたね、あなたは治りますよ」

初めて聞く「あなたは治る」という言葉に衝撃を受けた彼女に、「森田先生はこう言っています」と医師は言葉を続けました。

「まわりの人が気軽に便利に幸せになるように行動する。そのことにより、たとえ自分が少々悪く思われ、間抜けと見下げられても、そんなことはどうでもいいと思えるようになったら、初めて人からも愛され、もう症状を乗り越えたのです」

人のために尽くせとは、誰でもが口にする言葉です。人に何かをしたら、少しは感謝されたいと思うのが人情ですが、「悪く思われても、間抜けと見下げられてもいい」と言い切る森田正馬の言葉に、胸の奥底からこみあげてくる熱いものを感じて、彼女は涙が止まりませんでした。

一か月間の病気休暇を取って、頭の中に森田の言葉をしっかり刻み込んで、「在宅森田」の実践生活が始まりました。

「人のために、人のために」と絶えず自分に言い聞かせながら、電話を大学にかけたくなる衝動をそのままに、家族に聞きたくなる気持ちはそのままに、湧き上がる不安のまま、体を動かし、やるべきことをつぎつぎと、さながらロボットのようにこなしていくのでした。

家事中心の実践でしたが、我慢して電話をかけない日が、一日一日と過ぎていきました。効果がなかった薬も思い切って全部やめました。「森田で治すんだ」と強く思いました。

実践に入って三週目に再受診し、医師から「実践していますか」と尋ねられ、彼女は「はい」と答えました。

「大学に電話はかけましたか」

「いいえ、一度もかけていません」彼女は胸を張って答えました。

「えらい！」

医師はうなずきながら一言だけ言ってくれました。

わずか三週間で、最大の山を越したのです。

東京の著名な医師の診断を覆《くつがえ》し、山形の医師は一錠の薬も使わずに、無間地獄《むげんじごく》の底から伊藤さんを救い上げたのでした。

「森田療法理論の場においては、出会いがあり、感動があり、ドラマが生まれる。そしてしばしば奇跡が生まれる、とはある医師の言葉です。その奇跡を示す厳粛《げんしゆく》なる事実が、まぎれもなく、ここにあるのです、森田正馬先生の残された、かけがえのない言葉によって起こった奇跡が、ここにあるのです」

感動と興奮と感謝の、まさに万感を込めて、彼女はのちの体験記にそう書いています。

では、伊藤恵子さんに奇跡をもたらした森田療法とはどのような精神療法なのでしょうか。生活の発見会とはどんな組織でどのような活動をしているのでしょうか。

1　森田療法と生活の発見会

森田療法とは

森田療法は神経症、不安障害などの治療にきわめて効果のある精神療法として、国内ばかりでなく広く海外でも認められています。これは今からほぼ百年前、一九一九年ごろに東京慈恵会医科大学の初代精神科教授（のち名誉教授）だった森田正馬《もりたしょうま》（「まさたけ」とも）によって創始されました。森田は自身が大学時代に経験した激しい神経症症状と、生きる上でのさまざまな悩みを自力で克服した体験をもとに、催眠療法、心身鍛練法など試行錯誤を重ねながら、独自の治療法を生み出したのです。

それまでは、神経症は治りにくい精神病の一つとされ、社会的偏見もあって、患者は世の中から見捨てられ、隔離されて祈禱《きとう》や占いなどに頼るほかないとされてきました。

一方、欧米では近代になって、精神医学の発展から新しい精神療法が編み出されて、ようやく精神障害者も社会からはじき出されることのない時代になりましたが、依然として心の悩みやそこから生じる社会生活での不便や障害は病的な異常とみなされ、それを取り除くことを目的にしてきました。

それに対し、森田は、不安や悩みは人間だれにも日常起こりうるもので、自然なことであるとして不安や悩みを排除せず、その裏側にあるよりよく生きたいという欲望に目を向けるように言いました。

人間にはさまざまな欲望があります。いつも健康でありたい、人から好かれたい、愛されたい、豊かになりたい、よい配偶者に出会い楽しい家族をもちたい、仕事ができると認められたい。そのような強い欲望を、彼は「生の欲望」と総称しました。このような本来の「生の欲望」に沿って、正しい努力をかさねていくうちに、不安や悩みは相対的に小さくなっていくのだと言ったのです。

そこには、自然な感情をそのまま受け入れる東洋的思想があり、人間を向上心に富んだ存在と理解する、森田正馬の温かい人間観がありました。

ここで言う東洋的思想とは、老子の「無為自然」（人が生き成長発展するには必ず自然に順応し、自然にならわなければならない）や、荘子の「無心になりきって、あるがままに受け入

れていく」自然思想、仏教のいっさいの人為をなくして自然のままに生きる思想を指していま
す。

親鸞《しんらん》は「欲望を肯定も否定もせず、人間には欲望や煩悩を断つことはできない」と言い、ありのままの生き方を「自然法爾《じねんほうに》」（自然の働きが法にかなっている）と教えました。森田正馬は「自然に従い、境遇に柔順なれ」と言っていますが、いずれも古代から人々に伝えられ、根づいている思想なのです。

入院療法と外来療法

森田療法には独特な「絶対臥褥《ぜったいがじょく》」から始める入院療法と、通院し面談や日記指導を通じて治療する外来療法があります。

入院療法の絶対臥褥では、患者を外界から遮断し、食事、排せつ、洗面のほかは床を離れることを禁止し、気晴らしや読書などさせません。こうすることでそれまでの不安や苦悩と向かい合い、自分の本来の生きる意欲を自覚していきます。

臥褥期間は原則一週間ですが、患者の状態によっては数日になることもあります。

臥褥が終わると作業療法に取り組みます。これは三期に分かれ、生活の実際に即したものごとを体験させ、考え、行動させます。

この間、患者は日記を書いて主治医に提出します。主治医はこれにコメントを付けて返します。

現在の森田療法では、施設の維持や運営がなかなか難しいこと、スタッフの不足などから入院治療は減っていき、外来診療が主流になっています。

外来療法は、大規模な設備を必要とせず、一般病院の精神科もしくは心療内科などで行っているほか、小規模のクリニックでも実施されているので、気軽に受けられるという利点があります。ただ、受診するにあたってはいずれも予約制になっています。

外来森田療法は面談、カウンセリングが中心になりますが、なかには日記指導を行っているところもあります。患者の日常の生き方を問い、修正を目指していくという、いわば患者と治療者の信頼関係をベースに進めていく共同作業のようなものです。まさに「東洋的な人間理解にもとづく精神療法」（北西憲二）なのです。

森田療法は、創始者森田正馬の衣鉢《いはつ》を継いで、第二代の慈恵会医科大学精神科教授（のち名誉教授）となった、高良《こうら》武久《たけひさ》らの研究によって、さらに発展していきました。

また森田療法が、多分に人間教育的要素も備えていることから、たんに神経症の治療に効果があるだけでなく、軽症で慢性のうつ病やアルコール依存症などにも適用範囲を広げ、引きこもり、不登校、摂食障害などにも効果が認められています。さらに、最近では終末期ケアや老人介護など、社会福祉のさまざまな分野にも取り入れられています。
こうした適応範囲の拡大とともに、森田療法は今日では欧米や中国など外国でも急速な広がりを見せています。

生活の発見会とは

医療機関による治療とは別に、神経質性格の人（神経質者）たちが集まって森田療法の理論を学習・実践する「生活の発見会」（以下、発見会と略記します）などの自助グループがあります。

精神療法の理論を学習によって体得し、人間の自然治癒力を活かし、神経症を自力で乗り越えていくという発想は、他の精神療法には見られないものです。これは森田療法がたんに神経症の治療にとどまらず、あやまった人生観をただし、人としてあるべき姿を回復する人間教育の側面をもっているからなのです。しかもそうした活動が、神経質で悩みや苦しみを体験し、克服した回復者たち自身の手によって生まれ、いまだ悩み苦しむ後輩たちのために手をさしのべる、ボランティア精神によって繰り広げられている点に大きな特色があるのです。

いわゆる患者会や家族による互助会でもなく、医師中心の集団療法でもないこの会が、一九七〇年（昭和四十五年）の創設以来、半世紀近く連綿と続いてきたのは、森田療法理論というしっかりした柱があり、多くの回復した先輩たちの支えがあったからなのです。詳しくは巻末の付録をご覧いただくことにして、その歴史を簡単に振り返ってみましょう。

発見会のルーツは、森田正馬のもとで指導を受け、重度の対人恐怖を克服した共同通信社の記者（のち論説委員）水谷啓二が、一九五六年（昭和三十一年）、勤務のかたわら自宅を開放し、医師の協力を得て森田の言う家庭的療法を行おうとした「啓心会診療所・啓心寮」と、患者たちによる集団療法的組織「啓心会」です。機関誌「生活の発見」は、翌一九五七年に水谷らによって発刊されました。

啓心寮では絶対臥褥からはじめる森田療法を、ほぼそのまま実施する入院施設として、多くの神経質者を立ち直らせ、啓心会の機関誌「生活の発見」は入寮生や回復者、地方の神経質者の心の支えとなりました。

一九七〇年三月、水谷の急逝後、志を同じくする医師、学者、回復者たちの同人組織「生活の発見会」として再出発しました。代表理事となった長谷川洋三は電通を定年前に退社（当時出版局次長）し、会の基礎固めと発展に生涯を捧げ、かつ森田療法の学習理論を整えました。そうして全国主要都市に集談会を開設し、森田療法理論の学習と実践活動を進めていくようになったのです。

発見会は会員の会費のみで運営する純粋な非営利の学習団体であり、盛時には六千五百人の会員を擁する世界でもまれな自助団体として、一九九八年（平成十年）には保健文化賞（第一生命主催　厚生省（当時）・ＮＨＫ厚生事業団後援）を受賞しました。さらに、二〇〇五年（平成十七年）六月には特定非営利活動法人（ＮＰＯ法人）の認定を受けています。

どんな活動をしているのか

発見会は心身の健康と福祉の増進を理念にかかげ、相互啓発学習と実践活動を通じ共感と安心の場をつくり、支えあって人間的な成長を目指す活動を進めています。

その活動内容は、月刊「生活の発見」の発行、森田療法理論（以下、森田理論と略記します）の基準型学習会、全国主要都市百三十か所で定期的に開かれている集談会の運営、面接や電話による相談などです。学習会には、複数泊の合宿学習会、一泊学習会、オンライン基準型学習会などがあり、集談会では森田理論の講義、体験発表、体験交流などを行っています。

活動の中心になっているのは森田理論の学習です。ひとくちに森田理論といっても、一般にはわかりにくいものです。そこで発見会では学習の方法や内容をわかりやすく、学習の要点として、九つの単元にまとめた学習システムを作りました。

第一の単元ではまず「神経症の成り立ち」を勉強します。悩みのさなかにある神経質者は、なぜ神経症になったのだろう、それも私だけがなぜ、という疑問を抱き、一日も早く悩みや苦痛から解放されたいという強い願いをもっています。

学習は、神経症の正体はなにか、なぜ神経症になるのか、症状を作り出すものはなにかを知ることからはじまります。そこで多くの会員たちが最初に気づくのは、「神経症は病気ではない」ということです。よく体験記で「目からうろこが落ちた」と書かれているのは、それまでの固定観念で「病気だから治そう」としていた最初のつまずきに気づかされたからなのです。

森田正馬は、不安は人間性に備わった自然な感情だからなくす必要はないと言い「神経質（症）は治すにおよばぬ、ますます発揮して向上努力すべし」と言っています。

第二の単元では、神経症になりやすい神経質の性格特徴を学びます。人は誰もが神経症になるのではありません。なりやすい性格とはどんな素質で、どんな環境にあったかなどを見ていきます。そして大事なのは、たとえ神経症になりやすくても、神経質性格には良い面がたくさんあると気づくことです。

森田正馬は「神経質は良い性格だ」と言っています。神経質は一般に内向性、心配性、執着性、強い完全欲があるといいますが、どれも良い方向に発揮すれば人は大きく発展成長します。

第三の単元は感情の法則です。私たちは感情は自分の意志でコントロールできると思い込みがちですが、森田理論では、感情は自然現象で人間が自由にコントロールできるものではないと言います。良いもの（喜び、楽しさ、嬉しさなど）も不快なもの（不安、恐怖、怒り、ねたみ、嫉妬など）も自然なものとして受けとめることで、心の動きや流れを知り、とらわれから解放されていくのです。

第四の単元では「欲望」と「不安」の関係について学びます。人はなにかを達成しよう、あるいはいつも健康でいたい、他人と仲良くしたいなどと思ったとき、そうできなかったらどうしようと「不安」を感じます。この不安は誰にでも起こるもので、異常なことではなく、よりよく生きたい、健康でいたい、みんなに好かれたいという強い「欲望」の裏返しなのです。大きな望み、高い目標を掲げるときには、不安も強くなります。

つまり神経質の症状はどれも実際の病気ではなく、心理的な不安としてあらわれたものです。不安と欲望が表裏の関係にあると知ることで、症状から抜け出すきっかけになります。

森田正馬は「死を恐れないようにはできないが、欲望をあきらめることもできない」と、「死の恐怖」と「生の欲望」が同じものの両面であって、両者の調和こそが大切だと言っています。

実践行動にも森田理論を

発見会の理念は森田理論の学習と実践活動にあるとはじめに書きましたが、実践活動ではどのように進めていくのでしょうか。

学習の第五の単元は、「行動の原則」についてです。不安や心配でいっぱいのときでも、感じたことにまず手を出していくこと、布団を上げる、窓をあけて新鮮な空気を入れる、挨拶をしましょう、など小さなことから始めていくことをすすめます。

山ほどやるべきことがあっても、今できることは一つしかない、取り越し苦労には時間切れを宣告し、不安を感じながら体を動かすうちにはずみがついてきます。初めての行動に不安はつきものですし、百パーセント完全はありえません。困難に直面して不安を感じたとき、あるいは迷ったときのチェックポイントなど、具体的な小さな行動の指針を十二項目挙げて、「行動の原則」として実際の生活に反映するようすすめます。

さらに第六の単元では、森田療法の中心的な考え方で、学習会などでもよく言われる「あるがまま」「純な心」など感情のはたらきについて、わかりやすく解説し学んでいきます。

第七の単元「森田療法の人間観」では森田療法の思想を、人間性、人生観、自然観の面から学び、森田正馬が求めた、おおらかで柔軟な思想の人間づくりを目指します。

そして第八の単元で、神経症が「治る」とはどういうことなのか、症状からの回復とは、とらわれからの解放とはなにか、などについて考え、最後の第九の単元では「まとめ」のしかたについて学びます。

集談会は発見会を地域から支える重要な活動拠点になっています。全国にある十の支部により、百三十近い集談会や懇談会が原則毎月、定期的に開かれています。休日や夜間に開かれることが多いですが、地域によっては平日に開いているところもあり、会員ばかりでなくまだ入会していない人も参加できます。また、たとえば強迫神経症や書痙《しょけい》、引きこもりなど症状別の懇談会や、若者中心、中高年の人たちなどを対象にした懇談会もあり、どの会にも自由に参加できます。

それでもいろいろな事情で学習会や集談会に参加できない人や、大勢の人がいる集談会などでは十分に悩みを聞いてもらえないと思う人のために有料で相談活動もしており、これには面接と電話相談があります。

また、最近ではインターネットを活用したオンライン学習会も行われています。個人的につくり話を聞いてもらったと気持ちが晴れて立ち直り、日常生活に戻った人もたくさんいます。個人相談を機会に発見会を再認識して、地区の集談会に出るようになった人もいます。

発見会が目指すものは

発見会では、森田理論の学習活動を〈たて軸〉に、神経症の仲間同士による相互援助活動を〈よこ軸〉として、さまざまな場への参加や活動を通して神経質性格を活かす生き方に気づき、神経症のとらわれから解放され、自分らしくよりよく生きることを目指しています。

学習によって森田理論を知るだけでも、以前より症状が軽くなり、治るきっかけとなりますが、知識として得ただけでは、自分の生活に生かすことはできません。長年の考え方、感じ方や、身にしみついた神経症的な生活習慣を変えていくには、森田理論をしっかり体得して、実行していく必要があります。「理論はわかるが実践できない」という悩みを訴える人がいるのは、頭では理解できても体が動かないからなのです。

そこで威力を発揮するのが集談会です。そこには神経症を克服した先輩たち、克服途上にある仲間、入会してまもない初心の人など、さまざまなステージの仲間がたくさん来ています。訴える症状や悩みも、対人恐怖や不安神経症、強迫観念、抑うつ神経症などさまざまで、なかには特定の症状はないけれど生きづらさを感じ、進むべき道を探しあぐねている人もいます。

みんなが同じように苦しみ、悩みを背負いながらも精一杯生きている姿を見ることができ、悩んでいるのは自分だけではなかったことを知って、孤独感や無力感から抜け出すことができた人もいます。

このように多くの参加者にとって、集談会は誰にも話せなかったこと、家族にもわかってもらえなかったこと、とにかく何でも話せる安心の場になっています。一人ではできなかったことも、みんなと一緒ならできそうな予感がしてきます。集談会で、症状を克服した先輩たちに励まされ、一歩一歩前進している克服途上の仲間の姿を見、参加して日の浅い人と手をとりあって進めば、真っ暗だった前方に明るい灯が見えてくることでしょう。

実際に集談会で仲間たちと語り合い、学び合いながらしつこい神経症を乗り越え、集団の中で対人関係を良くし、人格の社会性をみがき、健康で心豊かな生活を回復した人も大勢います。

集談会には継続して出席することで学習効果があがります。何回か出席したら、世話役になることをすすめます。すぐに、あるいは必ずやらなければならないというものではありませんが、やりたい、やってみたい、と感じたら手を挙げてみてはどうでしょう。世話役をしてみんなのために役立っている自分を発見し、自分はダメ人間じゃないことを実感できます。そこから、人間らしい生き方を学び取っていけるのです。

集談会で感じたこと、学んだこと、体験したことを、家庭で、学校で、職場でやってみましょう。つまずきながら、時には意外とすんなりとできる自分に気づくことでしょう。

そのとき、あなたはもう神経症が「治った」といえるのです。私たち神経質者の症状は、病気ではなく、考え方、生き方、人間観に問題があって起こってきたものですから、それらを変えることで症状もなくなるのです。

森田正馬は「症状が治ったから人生観が変わったのでなく、人生観が変わったから症状が治ったのだ」と言い、「森田療法は人間の再教育だ」とも言いきっています。森田療法の本来の目的は、生き生きとした、豊かな人生が送れるようになることです。私たち神経質者が本来持っている「向上心」という良い資質を精一杯生かして、自分らしく生きていくためのものです。

世界で類を見ない発見会の強み

他の自助グループに見られない発見会の特色は、専門的な知識と発見会への深い理解を持った医師たちが、協力医として全国に二百人近くいて、発見会活動を支援してくださっていることです。

協力医の制度は、さかのぼれば水谷啓二が始めた啓心会診療所に多くの森田療法家が参加したことに発し、一九七〇年の発見会創設時に確立されました。このとき高良武久慈恵会医科大学教授の支援を得て、発見会の呼びかけに応じて全国のたくさんの医家が発見会活動に協力する態勢が出来上がったのです。

協力医は、発見会の要請によって会員の指導、治療を行っているほか、発見会が主催するいろいろな講演会、研修会などのイベントにも、講師として参加してくださいます。時には集談会にも参加してアドバイスされます。また、「生活の発見」誌に森田療法の解説、治療の実際などの論文も寄稿してくださいます。さらに、治療を受けて症状が軽快した人の社会復帰を確実にするため発見会に紹介するなど、いわば、協力医と発見会は、車の両輪として、神経症に悩む人たちの回復に努めているのです。

発見会はたくさんの協力医と緊密に手を結んで活動している点でも、世界に類を見ない自助グループなのです。

今日も、学習会で、集談会で、発見会のさまざまなサークルで、森田理論を生涯学習として学び続けている、たくさんの会員に出会うことができるでしょう。

では、森田理論の学習、実践活動を通じて、神経症を克服した発見会会員の「回復の物語」を紹介していくことにしましょう。

＊生活の発見会のことを、さらに詳しくお知りになりたい方は、巻末の付録かホームページ http://www.hakkenkai.jp をご覧ください。

2　会食恐怖、視線恐怖など対人恐怖症

日本人に多い対人恐怖

神経症のなかで、日本人にもっとも多く見られるのが対人恐怖症、最近では社会不安障害（社交不安障害）という言い方が一般的になっています。かつては、伝統的な農耕中心の社会で人間関係がとても重んじられてきたために、疎外《そがい》されたり、侮《あなど》られたりすることに不安や恐怖を感じてしまうのだとされてきました。

社会不安障害はその人の生い立ちや、価値観や環境によってさまざまな形で現れます。人前に出ると圧迫感を覚え動作がぎこちなくなるという悩み、みんなで話していて話題が出てこなかったり、話題についていけないという悩み、大勢の人を前にするとあがってしまうという悩み、他人と一緒に食事をするのが苦手だという悩み……。いつも他人の視線を意識して態度や

動作が不自然になっているように思い、そのことをみんなに笑われるのではないかと気に病むというのもあります。さらに、人の思惑が気になって、みんなと一緒にいるだけでひどく疲れてしまうという人もいます。

赤面したのをひやかされたり笑われたりして、そのことが恥ずかしくなり、なんとか治そうとするためにかえって症状として固着させてしまう赤面恐怖というのもよくあります。自分の表情が変に見えるのではないかとか、顔が醜《みにく》い、たとえば目つきがきつい、鼻や口の形、歯並びがひどく悪くて人前に出られないと容貌を気にするもの。あるいは相手と視線を合わせられない、自分の体臭や口臭が相手にいやな思いをさせるのではないかと恐れるなど、社会不安障害すなわち対人恐怖の現れ方は人により千差万別、挙げつくすことができません。

少し離れたところで何人かの人が話していて笑ったりすると、すぐに自分に結びつけ、自分のことを話題にして笑っていると思い込んだりします。誰かが咳払いしても、それが自分にあてこすりをしているように思えて気になります。

こうしたことが高じて、人が集まるところに出られない、人とつきあうことができない、閉じこもってしまう――それが社会不安障害です。しかし、人は一人では生きていけない社会的存在です。小は家族から大は学校、職場、地域社会、さまざまなサークルなど、人はどこでも互いに交わり支えあって生活しています。それぞれの場で他者と関わり合い、信頼や連帯感、愛情、親近感を育んで生きていくのです。

それなのに、さきほど挙げたようなさまざまな悩みが元で社会に参加できなくなるのはなぜでしょうか。あるいは、社会に参加していて、他者への不信感やねたみ、孤立感、劣等感、時には憎悪さえ募らせていくようなことがあるのはなぜでしょうか。

実は、そのようなネガティブな感情は、人から愛されたい、好かれたい、評価されたい、賞賛を受けたいという誰にでもある強い欲望から生じるのです。人と仲良くしたい、評価されたいという欲望が強ければ強いほど、実現できなかったときのことを思って不安や恐怖を強く感じます。また、きびしい職場環境や育児・教育への不安から焦りを感じ、緊張や劣等感が強くなって、人間関係に支障をきたすということもあります。

しかし一方で、社会不安があり対人不安があるからこそ、人に気をつかい、迷惑をかけまいとし、人のために役立ちたいと他者との関係をよくしていくということもあるのです。

はらはら、どきどきでも逃げないで

対人恐怖に陥りやすい神経質者は、本当はみんなと親しくしたい、みんなから尊敬されたいという欲望が強いために、嫌われたり、軽蔑されたりすることに敏感です。しかし、それは正常な人なら誰にでもある心理で、異常でも病的なことでもありません。

よく思われたいと思う相手、たとえば会社の上司や異性の前、あるいは大勢の人前に出るときは、それをいっそう強く感じます。それは自然なことなのですから、自然にまかせて、どきどきしたまま、恥ずかしいまま、いやな気分のままに、人前から逃げないで、当面の目的を果たしていけばよいのです。恐怖や不安をなくして平気で人と接したいと思うのは、ありえない状態に身を置こうとするもので、逆に葛藤《かっとう》を強め不安や恐怖を増すことにしかなりません。

森田正馬は、「人生は何でも思い通りにならないものだ。神経質者ばかりが思い通りになりたいと考えている。思うままに目的を遂げたいと考えるのは、自然の摂理《せつり》（自然界の法則）に反する」と言っています。また、高良武久は、「対人恐怖の人は、他人と自分が対立関係にあると心得ている」と言って、だから人と見比べて引け目を感じたくない、負けたくない、平気で人と接するべきだ、と考えてしまうのだとしています。

◆緊張すると吐き気と過呼吸発作に襲われる渡邊さん

渡邊一さん（仮名　東京都　二十六歳　会社員）が母親に連れられて病院に行ったのは、高校三年の後期に入ったときのことでした。高校生活はバラ色のようでしたが、受験勉強が最終段階に入ったこのころ、また中学生のときに苦しんだ症状が再発してきたからでした。

心療内科の医師は診察が終わると、「自律神経失調症でしょう」と軽く言って、抗不安剤を処方してくれました。

症状というのは、授業中にみんなの視線を浴びるのが怖くなり、先生にあてられるのではないかと思うと、たちまち呼吸が速くなって吐き気がしてくるのです。授業どころではありません。学校へ行くのもおそろしくなって、一日中あてもなく街をさまよい歩き、家ではごろごろしていました。

父親は弁護士で夜遅くにならないと帰ってこないし、母親も働きに出ていたので、そんな彼のことは知りませんでした。心配した担任教師からの電話で、母親は初めて彼の様子を知ったのです。すぐに息子を近所の病院に連れて行きました。

医師から診断名を聞かされたとき、彼はうれしく思いました。長い間人知れず苦しんできた症状が、病気だったことに不思議な安堵感《あんどかん》を覚えたのです。

「もう苦しまなくてもいいのだ、僕は病気なんだ、何もせずに薬さえ飲んでいればいいのだ」と思い、解放感から几帳面《きちょうめん》に薬を飲み始めました。登校しても、いやな授業のときは病気を理由に、保健室に逃げ込んでいました。

しかし、薬を飲んでも症状はいっこうに良くなりませんでした。授業に出るとまたしても不快な緊張感と、吐き気が襲ってくるのです。

「何でも一番」でつまずく

初めて吐き気を感じたのは小学校三年生のときのことでした。田舎の公立学校でしたが、成績にことのほかきびしい父親には、百点満点の試験で九十五点をとっても後の五点はどうしたと、とがめられてばかりでした。渡邊さんは幼心に、何でも一番にならなければいけないのだと誓いを立てました。そして、他人と競争し打ち負かすことに夢中になっていったのです。

テストでも授業中の発言だろうとなんでも一番、学級委員だろうが何でもやりました。五十メートル走でも一番を目指しましたが、これだけは無理でした。どうして一番になれないのかと、今度は体を鍛えることにし、鉄アレイをランドセルに入れて持ち歩いたり、放課後校庭を何度も走ったりしましたが、速くはなれなかったのです。

不可能を可能にしようとする努力はさらにエスカレートして、給食もみんなより早く、一番に食べ終わることにこだわりました。

ところがある日のこと、給食が喉を通らなくなりました。喉の奥から込み上げるものがあるようで、気持ちが悪くなりましたが、無理やり食べ物を押し込んでいくうちに、激しい吐き気が襲ってきました。

この日から、給食の時間になると、きまって吐き気が過呼吸発作をともなって襲ってくるようになりました。みんなが楽しく話しながら食事をしているのを横目に、彼の吐き気と過呼吸との戦いが始まったのです。

周囲の友だちの視線が気になり、不審がられるのが嫌で、食べるふりをして机やカバンのなかに出された給食を隠したり、終わる直前に急いで食器を片づけたり、食べなかったことをさとられまいと必死でした。カバンに隠したパンなどは家に持ち帰れないので、途中のゴミ箱に捨てました。

食べざかりの少年がお昼を抜くことでやせ細り、背も伸びず、見劣りする体はいじめの対象にもなりました。それでもなお、成績でも部活でも一番を目指してがんばりました。やがて吐き気や過呼吸発作は給食時間だけでなく、あらゆるシーンで出てくるようになりました。

授業中に先生からあてられて発表するとき、体育の時間にみんなの前に出たとき、部活の競技のときなど、およそ人の視線が自分に向けられるときはいつも緊張感ではちきれそうで、吐き気、過呼吸発作が出てきました。

バラ色だった高校生活

やがて高校受験の季節がやってきました。きびしい父の言葉もあって、彼は地元で上位の進学校を目指し、吐き気をこらえ過呼吸に堪《た》え、とにかく勉強に打ち込みました。その甲斐あって、本番のときに「また症状が出てくるのでは……」と恐怖感はありましたが、なんとか合格できました。

上位の高校に合格したことで、彼の成績に対する父のきびしさはそこで終わりました。そのときの解放感はたとえようもなくうれしかったと言います。

高校生活がバラ色に満ちあふれていたのは、給食時間がなくなったためでした。給食時間のあの死ぬ思いから解放されたのは、何ものにもまさる大きな喜びでした。小中学校の六年間、決められた時間にみんなと一緒に食べなければならない苦痛は、深い傷痕として残りましたが、高校では母親が作ってくれた弁当を、好きな時間に、好きな場所で、自由に食べればいいので、これほどの喜びはありませんでした。

食べられなかったのは、給食という制約された時間と場所のせいであって、自由を得た彼はその反動で食べまくりました。一時間目が終わると早速母の弁当を食べます。お昼には学食に食べに行く、帰り道には買い食いをする。家に帰れば夕飯もしっかり食べました。

見る見る体重も増え、身長も二年間で十センチも伸びて、高校生らしい体になりました。もう貧弱だった体のせいでいじめられることも、笑われることもない。渡邊さんにとって高校は本当に楽園のようでした。

しかしそれでも、吐き気や過呼吸発作の恐怖はどこかに残って、緊張すると恐怖がふくらんでくるのでした。

サッカー部に所属していましたが、部活だけは憂鬱《ゆううつ》でした。練習試合のとき、監督から交代を告げられると、ベンチの隅でにわかに緊張が高まり、吐き気を意識し、呼吸が激しくなってきました。パラダイスのなかでそこだけが憂鬱な場所、憂鬱な時間でした。

大会の日、ベンチでみんなが躍動するような試合を見て、スタンドの歓声を耳にするたびに、彼は一人涙を流していました。その涙には、試合よりも症状を意識して力を出しきれない不甲斐なさ、寂しさと、症状を持ちながらもここまでこれたんだ、というある種の満足感が入り混じっていました。

症状は心の問題

大学受験には自信がなく、まず予備校に通うことにしました。ここでも気が弱くて仲間と気楽に話せず、好きな女性にも声をかけられず、孤立感から再び症状を意識するようになりました。予備校の行き帰りに、駅で吐いたり、苦しくなって途中の駅で降りたりする日が続いたそうです。

食堂でも大勢の人にまじって食事ができず、一人ビルの陰でカップラーメンをすすっていました。成績も上がらず目指していた志望校には受かりませんでしたが、第三志望の大学に入ることができました。

高校のころ、給食恐怖から解放されて、パラダイス気分で楽しいことが多かったのですが、人を前にして緊張する場面になると決まって出てくる吐き気や過呼吸発作の正体は何か、いつも大きな疑問に突き当たっていたのです。

「いったいこの苦しみはどこからきて、いつまで続くのだろう？」

良いときもあり、強く意識することもあるが、何ひとつ根本的な解決にはなっていないのではないか、という疑問でした。

症状の正体を突き止めたいという思いから、授業に出ずに図書館でぱらぱらと倫理の資料集をめくっていたとき、近代精神分析の字句が目にとまりました。中を読むと「心の病は体の病に直結する」とありました。

「そうか、吐いたり過呼吸になったりするのは、僕の心の問題なのかもしれない」

彼はこのとき、初めて心の働きに関心が出てきたのです。

授業が終わると図書館に閉じこもり、精神医学関係の本を読み漁りました。

「自分の求めている何かがわかるかもしれない。嘔吐恐怖や過呼吸発作の正体がつかめるかもしれない」

しかし、いくつかの点で納得のいくものもありましたが、用語や言いまわしが難しくて、彼の苦しみや悩みの解決に役立つものは得られませんでした。

何かに縛られたり、強制されたり、緊張を強いられたりするものが少ない大学生活は、楽しいものでした。

ただ、女性とのつきあいにはあいかわらず苦痛がともない、とくに二人きりで食事をするときなどに、また嘔吐恐怖が湧いてきて、結局、交際は進展しないままに終わってしまいました。

大学も教養課程が終わって、三年からのゼミに進むとまたしても対人緊張が高まってきました。二年までは大講堂での講義を聴いているだけで気楽でしたが、ゼミでは少人数の教室で、たえず一人ずつの発表や応答が繰り返されるのです。

森田療法に背中を押されて

ゼミでの発表が三週間後に迫ったある日、新聞広告で市川光洋著『外来森田療法　神経症の短期集中治療』という本が目にとまりました。広告には「人前に立つのが怖い」「会食が怖い」人が、この治療法で治る、と出ていました。

藁《わら》にもすがる、とはこのときの彼の心境であったかもしれません。すぐに書店で購入し、一気に読みました。

そこに書かれているのは、まさに自分自身のことではないか、「これは僕だ！」と思えたのです。長い間悩み苦しんだものの正体が、自分が戦ってきたものがなんであったのか、はっきり示されていました。

「森田療法は僕の苦しみに言葉を与えてくれました。ずっと誰にも理解されないと思っていた自分の症状も、それは自分だけに起きるおかしな何かではなくて、たくさんの人が同じように、苦しみを抱えて生きていることを知りました」

のちに彼は体験記にそう書いています。

「その苦しみこそが、どうやら生きることの本質らしい、症状に振り回され逃げてきた、避けてきた、避けることのマイナス面を見れば僕はバカかもしれません。避けなければもっと明るい未来があったかもしれません。苦しみながらもなんとかやってきた道のりこそが、等身大の自分だったのかもしれません。森田療法は僕の背中を押してくれたのです」

さらに森田療法関連の本をむさぼるように読み、著者の市川光洋医師にも会いに行って指導を受けました。半年ほどで医師が驚くほどに好転し、生活の幅も広がってきたのです。

市川医師と二人で進歩を確かめ合いながら、さらに一年ほど通って治療は終了し、大学も無事に卒業できました。

卒業後は、本を読むことが好きだったので出版関係の仕事につきました。仕事では、これまでの大学生活では経験することのなかった、さまざまな取引先の人々とのつきあいや、企画のプレゼンテーションなど、あまり得意ではない場面もあり、緊張もしましたが、乗り切ることができたと思いました。

医師との森田療法は終了していましたが、むさぼるように読んだ森田療法の本に書かれていた実生活に役立つたくさんの言葉を、渡邊さんは忘れてはいませんでした。職場での大変さもあったなかで、何とかやっていけたのは森田の言葉のおかげだと思っています。

そこで彼はもう一度、森田療法を違った面から勉強してみようと思い、生活の発見会に入会したのでした。

集談会では、先輩たちにあたたかく迎えてもらえ、雰囲気は和やかで、二度目の参加のときには「渡邊くんよく来たね、元気でしたか」と声をかけられ、その言葉で彼は自分が受け入れられたこと、会の仲間として自分の存在が認められたことを実感できて、うれしかったと言います。

渡邊さんは今も多くの仲間とともに、積極的に発見会活動に参加しています。

回復のポイント――私の場合

渡邊　一

私の場合は森田療法に出会ってから、森田療法の本をたくさん読みました。たくさん読んでいくと、そのなかに自分の症状をどうにかするための言葉に出会うことができました。森田の言葉は私の苦しみを表現するのにぴったりの言葉でした。そしてそのぴったり感を味わうことができると、症状を治していけるという希望が大きくなっていきました。

それまで、よくわからないものとたたかっているという感じがありました。しかし、その苦しみを言葉で表現することができるようになると、苦しみそのものが軽くなっていく感じがするのを体感することができました。

森田療法関係の書籍は膨大にあり、勉強を続けていくとさまざまな本にいろいろなことが書かれていて、時にはわかりにくさを感じることがありました。森田先生の言葉もさまざまな形で残されて紹介されており、生活の発見会に行くと森田療法について、いろいろな視点からいろいろなことを言う先輩の会員がたくさんいました。

誕生から九十年以上たち今なお行われている治療法ですから、それは当然のことかもしれません。ですが、いろいろな情報があるなかでも、「自分自身にとって役立つ森田」を持ち続けたことが回復のポイントだったかもしれないと振り返って思います。

◆プラスの行動で視線恐怖、劣等感を解消した吉川さん

吉川美香さん（仮名　大阪府　四十五歳　主婦／パート勤務）は三人兄妹の末っ子で可愛がられて育ちました。二人いた兄はどちらも優秀でした。女の子でしたから甘やかされる反面、いつも兄たちと比較され、その上に従妹たちとも比べられ、神経質な母からは「〜したらあかん」と叱られてばかりでした。

幼いときから引っ込み思案で、自分に自信がもてず、みんなに「何をやってもダメな子」と思われているのではないかと思い込んでいました。

父は性格もおだやかで、美香さんにはやさしかったのですが、「女の子はこうであるべきだ」という信念をもっていて、その点では頑《かたく》なな人でした。そのような家庭でしたから、彼女には居場所が見つからず、「私って何なんだろう」といつも自問していたそうです。

神経質の症状が出たのは小学校高学年のころで、授業中トイレに行きたい衝動がしばしば出るようになって、先生の視線を感じたり、隣の男の子の視線が気になりました。もじもじしている自分に意識が集中して、唾《つば》をのみ込むゴクンという音さえも気になって、小さくなっていました。

視線恐怖におののく

自分の言いたいことも言えず、一人遊びが好きで、友だちも作れず、まわりの人に比べて

「ダメな自分」を卑下し、劣等感と孤立感をかみしめていました。電車の中でも向かいの席にいる人の視線が気になり、登下校のときも同じ方角に帰る友だちと話すのが苦手で、早く別れてしまいたい気持ちでいっぱいでした。

高校受験で志望校に受からなかったことで、コンプレックスがさらに大きくなり、対人恐怖の傾向はいっそう強くなっていったようです。

高校二年生のとき、ちょっとしたことで友だちとトラブルになったのがきっかけで、人からどう思われているのだろうかと異常なほど敏感になって、人が話していると、それがみんな自分のことのように思われて、不安になりました。

自分の視界に入る人すべての視線を感じて、それを感じている自分の視線も、相手から見るとおかしくなっているのではないかと、ビクビクしていました。このままでは、社会に出ても何もできないと思い、高校が終わると大学には行かず、英語の専門学校へ入りました。ところが少人数のクラスだったので、講師と向かい合って授業をするのが何とも言いようのない不安感をかきたてました。

視線が合うのを少しでも防ごうと、眼の焦点をぼかしてみたり、前髪を必要以上にたらしたりしたのですが、かえってみんなの注意をひく結果となったのは言うまでもありません。ひとときも視線のことが頭から離れず、苦しくなって、無断で授業を欠席したことも何度かありました。

なんとか視線の恐怖をなくそうと、心理学や精神鍛錬法の本を見つけては読みましたが、何ひとつ解決してはくれませんでした。両親や兄たちにも相談できず、心を許せる友人もなく、誰にも悩みを打ち明けることができなかったのです。

吉川さんは思いきって一人で精神科のクリニックへ行きました。医師は簡単な問診と心理テストをしただけで「自律神経失調症でしょう」と安定剤を出してくれただけでした。そこで今度は自律神経訓練センターに行きましたが、これも効果がなく、クリニック同様二、三回でやめました。

なんとか二年間の専門学校を終えて、地元にある会社に就職しましたが、視線だけでなく対人緊張が一段と強くなり、人と話すのが苦痛で、毎日会社を辞めたいと考えていました。

結婚生活に逃げ込む

このままでは自分の一生はどうなるのか、不安は増すばかりでした。ダメな自分を変えてみようと、思いきってカナダに語学留学しました。環境を変えれば視線恐怖も感じなくなるだろうし、見知らぬ人たちのなかなら万事うまくいくだろうと思ったのです。

森田正馬は「神経質は小心だが、時に大胆なことをする」と言いますが、このときの彼女は、まさに大胆な行動をする神経質者でした。

カナダには三か月ほどいましたが、言葉の壁は厚く英語も話せず、症状も改善せず、ろくに努力もしないで挫折し、海外留学はコンプレックスを助長しただけでした。帰国して再び就職しましたが、依然として症状がきつく、すぐに人間関係は行き詰まってしまいました。

社会で人と同じようにはできないと観念し、年齢もいつしか二十八歳、家庭に入れば居場所もできて自分一人の世界を作れると、世の中から逃げるように結婚しました。相手はかつてアルバイトをしていたころの知り合いでした。おおらかで、物事にこだわらないタイプで、この人なら結婚しても気をつかうことはなかろうと考えたのです。

思ったとおり、結婚した当座はつきあう人もなく、したがって視線に恐怖を感じるような場面もなく、わずらわしい人間関係からの解放感に浸っていました。

しかし、平穏な日々はすぐに崩れてしまいました。彼女は大きな間違いだったことに気づきます。結婚した翌年に第一子が生まれると、たちまち以前とはちがう複雑な人間関係に遭遇したのでした。隣近所とのつきあいはほぼ一日中、しかも休みの日はありません。赤ん坊の親同士のつきあいから、予告もなく訪ねてくる実家や親戚の人たち、子どもの成長とともに、人間関係の輪はどんどん広がっていきます。

またしても視線恐怖、話題恐怖、薄れていた頻尿《ひんにょう》恐怖がよみがえってきて、恐怖の連鎖は際限なく拡大していくのでした。「やっぱり私はダメな人間だ」とあきらめきったとき、偶然にも本屋で長谷川洋三著『森田式精神健康法』を見つけた彼女は、「あっ」という間に引き込まれてしまったのです。

「これだ！　私のことが書いてある、私だけではなかったんだわ」

そこには同じ視線恐怖に悩んできた人の体験や、森田療法のわかりやすい説明が書かれていて、その一つひとつの指摘がすべて自分に当てはまることに驚き、感動しました。

「これで治る、これしかないんだわ」

彼女はすぐに、巻末に記載されている生活の発見会本部に電話をしました。入会することに何のためらいもありませんでした。

やっぱり森田療法しかない

彼女が大阪の堺市に住んでいることを告げると、電話に出た発見会の女性は、大阪で開催される「心の健康セミナー」に参加してみたらと、開催場所などを知らせてくれました。セミナーは、「神経症とはどういうものか」「森田療法とはどんな精神療法か」「どうすれば解決できるか」といった初歩的な話から、神経症体験者の発表などで、どれも心に響く内容でした。

とりわけ自身も赤面恐怖に悩んだ経験のある精神科医の講話は、彼女の記憶に長く残る感動的な内容で、救われた思いでした。医師の名は河野基樹といい、小学生のころから対人緊張が強く、とくに赤面恐怖が激しくて、クラスの仲間からは「赤カブ」とあだ名で呼ばれ、小さくなっていたと言います。

同じ対人緊張から視線恐怖に悩む吉川さんに、河野医師の話は自分のことのように思え、体験者の発表にも「わかる、わかる、私と一緒!」と一言一言うなずきながら聞いていました。治りたい、治したいの一心で、いろいろ努力しましたが、「やっぱり(治すには)森田療法しかないのだ」と、このとき彼女は確信したのでした。

集談会に出る

地元の堺集談会に初めて参加したときは、やはり入口で躊躇《ちゅうちょ》しました。それでも、とりあえずトイレに行ってからドアをノックしました。部屋に入ると、すでに席についている人たちが一斉に振り返ったのに驚き、さらに自己紹介のときに緊張はピークに達しました。

みんなの視線を痛いほど感じ、「しまった、来るんじゃなかったか」と悔やんだのですが、同じ日、やはり集談会は初めてという人がいて、ぽつぽつと途切れながらも症状を訴える様子を見ると、「同じような人がいるんやな」と少し落ち着いてきました。視線恐怖とは違う重い症状や、もっと切実な悩みを抱えて長い間苦しんできた人もいて、自分の症状は軽い方じゃないかと思えました。

自己紹介では緊張してうまく話せず、落ち込むこともありました。先輩の会員に「必ずよくなりますよ」と言われても、にわかには信じられませんでした。それでも何回か出席するうちに集談会の雰囲気にも慣れて、先輩の意見や、講師の言葉を受け入れることができるようになっていきました。

「家族にも相談できず、友だちには絶対に言えない悩みも、そこでは素直に話せ、聞いてもらえることが、何よりもうれしかった」と言います。また
「逃げてばかりの生活でした。学校では欠席ばかりで出席日数が足りないと心配し、結婚も逃げるため、間違いだらけのこれまででした」

毎月送られてくる機関誌「生活の発見」を読んだり、集談会での交流を重ねているうちに、「自分を客観的に見ることができるようになった」と彼女は語っています。

入会して二年ほどたったころ、もっと森田理論を勉強したくなって、彼女は基準型学習会に参加します。毎週決まった曜日に三か月間続く学習会は、家庭の主婦にはハードでしたが、多くのことを学びました。

第一に、視線が気になるのは誰にもあり異常ではないこと、自分のことばかり考えて、他人の都合を考えたこともなかったこと、感情は自然に湧いてくるもので自分ではコントロールで

きないこと、症状よりも目先のことに注意を向けてやるべき物事をやっていくことなどです。

ごくあたりまえのことでしたが、彼女にはその言葉のどれも新鮮な感じがしたのです。「目からうろこが落ちたような」と彼女は表現しています。

母になって

発見会に入って十年目、大きな転機がやってきました。吉川さんはすでに三人の子の母になっていました。上の男の子は小学校五年生になっています。

その年、学校で子ども会の会長を決めることになりましたが、なかなか手を挙げる人がいません。無理もないのです。その年は、長男の小学校が校区全体の子ども会の会長になる順番だったのです。地域の小学校だけでも大変な負担なのに、校区の子ども会の会長まで引き受けるとなると、その重圧は物理的にも精神的にも大変なものであることが容易に想像できます。

候補が決まらないため、やむを得ずクジで決めることになりました。神のいたずらか、不運と言うべきでしょうか、何と吉川さんが当たりくじを引いてしまったのです。

大勢の前で話さなければならないし、会長の集まりを仕切ったり、時には采配もふらなければなりません。対人緊張で視線恐怖や頻尿恐怖もある自分に、そんな大役がこなせるだろうか。

発見会では、症状はともかくやるべきことをしなさいと教え、「迷ったら前に」が合言葉になっています。しかし普通の子ども会会長の百倍、いや千倍もの仕事をしなければならないと思うと、目の前が真っ暗になったように思えました。

変調は体に出てきました。頭痛がする、熱も出てくる、夜何度も目が覚める、突発性難聴にもなりました。イライラが募って家では夫との関係もぎくしゃくしてきます。自分の子どものことまで目が届かなくなったり、家庭の雰囲気も暗くなっていきました。

集談会で話すと「ピンチはチャンスよ」とか、「神さまは自分で背負えないものは背負わせないから」とか言ってくれましたが、そのときは「そんなうまいことできるかいな」と反発することもありました。

しかし、集談会で胸の内の苦しさを話すことで、気持ちもいくらかずつ軽くなっていくのでした。ただ一言、「大変ね」と言ってくれる仲間もいて、わかってくれているんだわと心が休まるのでした。「それくらいにしとき」「パーフェクトでなくてもいいのよ」という言葉には「ほっと」するものがありました。

体の不調を理由に投げだしてもよかったのですが、「逃げてはあかん、つらくても動かなければ」と彼女は頑張りました。そして二年間の任期を務め終えたのです。

「絶体絶命でした。会長の期間は一番しんどかった。それをやり終えたとき、なんとかなるものだと思うようになりました。子ども会活動では多くの人が助けてくださり、集談会でも親身になって相談に乗ってくださる方もいました。一人ではなかった。みんなとつながっているんだと思いました」

当時をふりかえって彼女はしみじみと語っています。

本当にやりたいことは……

今、彼女は造園会社のパートタイマーをしています。視線恐怖が気になって人との接触が少ないからと選んだ仕事でした。もともと花が好きで、造園の仕事は楽しいと言っています。でも、ここでも人間関係はつきまといます。食事や休憩時間も一緒なので、雑談するのがしんどいのです。それと、本当にやりたいことが別にありました。

実は、彼女は専門学校時代に保育士の資格を取っています。英語の専門学校と掛け持ちで通い、資格を取った頑張り屋なのです。

夫を説いて三人目をもうけたのも子どもが好きだからでした。初めは保育園で働きました。子どもたちは可愛いし働きがいがありましたが、チームワークが必要なのと、保育士同士の人間関係につまずいて一年で辞めてしまいました。

森田理論をしっかり勉強した今、保育士はもう一度やってみたい仕事ですと、彼女は明るい笑顔で語ってくれました。

回復のポイント――私の場合

吉川美香

1　森田療法との出会いが回復への第一歩でした。学生のころにも書店で本を見て知っていたのですが、勉強しようという気が起きなかったのは、まだ悩みが本物ではなかったのでしょうか。『森田式精神健康法』を読んで「これしかない」と思ったのも、絶体絶命のところまで追いつめられていたのでしょう。

2　いつも私は、こんなはずではないと思いながら、現実の自分を受け入れることができませんでした。理想的な自分を描いて、劣等感や焦燥感を親や環境のせいにしてきましたが、森田を学んで本当の自分が見えたことも大きかったと思います。

3　森田は過去を問わない、しっかりと今を、足元を見ていればいい、という言葉に救われました。過去のことを悔やんだり、ちょっとしたことで傷ついたりしますが、私はそういうタイプなのだと思うようになってから、気軽に動けるようになりました。

4　自分の苦しみやつらさから、相手のことを考えないことが多かったのですが、今は、母の気持ちや夫のつらさ、子どもたちの希望も聞いてあげて、温かい家庭にしようと思っています。

3　どもったり、体や声が震えることなどにとらわれる普通神経症

普通神経症は、体の病気ではないのに身体症状が続いて症状にこだわり、対人関係や社会生活に支障をきたすものです。その代表的な症状である吃音《きつおん》（どもる）や書痙（人前だと震えて字が書けない）に悩む人のほとんどは体面を気にする傾向の強い人で、他人に弱みを見せることに敏感です。これは、その症状が他の症状と違って、対面する相手にはっきりそれとわかってしまうからです。

目上の人や大切に思う人と話すときに最初の言葉が出ない吃音は、おかしな人と笑われるのではないか、見くだされるのではないかと心配が先になって、ますます言葉がスムースに出なくなります。緊張すると動作がぎこちなくなる書痙も、小心者と侮《あなど》られたり蔑《さげす》まれたり、時にはアルコール依存症と間違えてからかわれたりを経験して、ことさら身体症状に敏感になって

います。

どちらも、その身体症状によって自分の評価がいちじるしく下がるのではないか、みんなから相手にされなくなるのではないか、その結果、自分の立場が弱くなるのではないか、という恐れを抱くのです。そのため症状が出るような場面をできるだけ避けようとして、吃音恐怖の人は電話をかけたり受けたりするのを嫌がる電話恐怖になります。書痙の場合は署名を求められる銀行や役所、冠婚葬祭の場に行くのを避けたりします。これと同じで、客にお茶を出すときに震える茶痙というのもあります。

吃音恐怖や書痙の人は、大勢の人の前に出るととくに症状を強く意識するため、会議や会食などではとりわけ不安を強く感じます。たくさんの人の前で吃音が出たり震えたりしたら恥ずかしいと、あれこれ理由をつけて欠席したり、先送りしたりします。その結果、かえって対人関係が不自然になり、評価も下がってしまうのです。

このような症状や行動パターンを見ると、吃音恐怖や書痙は対人恐怖と同じように思われますが、親しい人や目下の人との関係ではそうした症状はほとんど出ません。気の置けない仲間とは快活につきあい、むしろ積極的に行動していて、対人恐怖とは少し事情が違います。

吃音や震えに悩む人たちは多くの場合、それを他人に気取られないように何とか隠そう、気にしないようにしようと心身の鍛錬や自己改造に全力を挙げるようになります。つまり本来の生活よりも、吃音や震えの解消が人生の最重要事になってしまいがちなのです。

手の震えを理由に職業を変わる人もいたりします。剃刀を持つ手が震えるといって、床屋を辞め転職した人、静脈注射ができないと看護師を辞めた人――症状がひどくなると、生活の基盤も揺らいでしまいます。

森田正馬は、「一番残念なことは、その（症状の）ために職業を捨てる人です。治ってのちに取り返しのつかないことになる。単に生活（水準）を落とすだけでなく、症状を悪化させるだけである。私のところへ診察を受けに来る人には決して職業をやめさせない」と言っています。

最近では安定剤など効果的な薬が出回っていて、服用することで短時間は症状が治まるために、薬に頼る傾向も見受けられますが、今度は薬を飲まないと他の人と対等になれない、あるいは自分は他の人より劣っているという意識から、新たな劣等感や差別感に苦しむ結果となります。

◆吃音恐怖、電話恐怖を克服した橋本さん

橋本勤さん（仮名　埼玉県）は、同僚や部下とともに仕事をバリバリこなしている現役の公

務員です。年齢も五十五歳、男として最も円熟した年頃で、二人の子も社会人として独立し、愛妻と円満な毎日を過ごし、充実した人生をエンジョイしています。

生活の発見会活動でも、地区の集談会の世話人、代表幹事からスタートして、支部長、理事を経て副理事長の務めを終えた現在は、地区で悩める後輩の相談に乗る頼もしい存在です。円満な人柄で飾り気もなく、発見会仲間の信頼も厚く、いつも笑顔を絶やさずゆったりとした話しぶりは安心感を与えると評判です。

そんな今の橋本さんからは、ちょうど三十年前の吃音に苦悩する姿はとても想像できませんが、彼はどのようにして立ち直ることができたのでしょうか。

吃音恐怖から電話恐怖に

発端は小学校六年生のころでした。家族といるとき、ふざけ半分に吃音の真似をしたところ父にすごい剣幕で、「そんなにふざけてどもっていると、どこかの施設に入れてしまうぞ」と叱られました。一昼夜交代勤務の仕事を休まず実直に務める無口な父でしたが、怒るときは恐ろしく、その一言で勤さんは小さくなってしまいました。

その日から、人前で話すときはひどく気をつかうようになり、何かを話すときはにわかに口の動きがぎこちなく、ときどきどもるのを意識するようになりました。

ふだんはやさしい父でしたから、勤さんが吃音になるのを心配しての親心から出たきびしい言葉だったのでしょうが、それ以来、彼は父と話すときは下を向いて、ぶつぶつと練習して話すようになりました。本当は父ともっと楽しく話したいと思う反面、ちょっとでも口ごもるといつカミナリが落ちるかと、顔色をうかがいながら食卓についていました。

中学、高校と進んでいく間、吃音の恐怖はあったものの、それが表面に出るほどではありませんでした。そして大学に進学した十九歳の春、その解放感あふれる学園の雰囲気に驚くとともに、自由で束縛されない生活にすっかり気が緩んでしまったのです。出席してもしなくても誰も干渉する人はいないし、どのサークルにも参加せず、逃避的な生活に浸りきって毎日を過ごしていました。

論語に「小人閑居《しょうじんかんきょ》して不善《ふぜん》をなす」という言葉がありますが、暇がありすぎると、未熟な人間はつまらぬことに注意が向くようです。何もなすことなく過ごしているうちに、彼はまたしても吃音恐怖に取りつかれてしまいました。

ある日、電話をしたときに最初の言葉が出なかったことから、にわかに吃音が気になってきました。焦れば焦るほど最初にどもってしまうことが増え、それがまた恐怖感を呼びさまして電話が怖くなってきました。そして、生活に目的がないため注意は吃音に集中し、注意を集中すればするほど吃音は激しくなっていく悪循環に苦しみました。

大学では逃げの生活

このころ、書店で森田正馬著『自覚と悟りへの道』と『神経質の本態と療法』を見て、「これは自分のことを書いているのでは」と驚きました。内容に強い感動を覚え、「ここに自分の救われる道がある」と直感して、さっそく購入して読みました。

巻末に生活の発見会の案内が出ていたので、すぐに手紙で申し込みましたが、住所が変わっていて届きませんでした。探せばよかったのですが、それほどの必要も感じずにそのままにしておきました。

このころの彼は、症状をまぎらわすためもあって、麻雀、酒、たばこを覚え、寝るのは気が向いたときだけ、起きれば徹夜の麻雀、メンバーが集まらないときは喫茶店で終日無駄話、学校の授業からも完全に遠ざかっていました。規則正しい生活をしたい、勉強もしなければいけない、サークルにも参加して建設的な活動もしたいと思いながら、実際には何ひとつ手を出さずにいました。

電話への恐怖はさらにひどくなり、家ではできるだけ電話機から離れて座り、友人との電話連絡は、極力相手からしてもらうように工夫し、どうしても自分から連絡を取る必要ができた場合は手紙を出すか、多少遠くても出かけていくという、実にまわりくどいことをしていました。

それでも、電話せざるをえないときはいやいやするのですが、それこそ心臓が今にも飛び出すかと思えるほどに恐ろしく、何を言っているのか自分でもよくわからないような状況でした。こんなありさまですから、自分から電話をするのは年に二、三回という、現実離れした生活を送っていました。

大学の講義に心理学講座があり、担当の教授にも相談してみました。吃音のことは父には言えないし、母は共感してくれそうもなく、友人には弱みを見せるようでプライドが許さなかったのです。教授にも吃音恐怖のことは口に出せず、少し視線恐怖もあったので、「電車の中で向かい合わせの長椅子に座っているとみんなにジロジロ見られているような気がする。通学時もみんなの視線が気になって顔を上げられない」と話したのです。

ところが教授は、「それなら服装を地味なのに替えてみたらどうか」と、ピントはずれな助言をしました。たしかに彼は派手好みで、セーターなども赤系統のものを好んでいました。教授の言葉には少し納得したものの、症状の改善には何の役にも立ちませんでした。

「ゆっくりでいいからね」

転機は大学四年の秋に来ました。

夏休みが終わると、仲間同士の話題は就職活動一色でした。もう十数社訪問したとか、内定が取れそうだとか、友人たちの話を耳にするたびに、電話への恐怖、電話の存在への恨みが募ってきます。しかし、就職は避けて通れない問題です。就職したいという欲求と、電話恐怖との葛藤で、眠れない夜が続きました。

絶体絶命の窮地に立って、彼はついにもう一度、発見会の扉を叩きました。今度はしっかりと住所を確認し、手紙を出しました。入会の手続きには何ひとつ話す必要はありませんでした。すべて送られてきた書類に記入し、会費などを振り込むだけでしたから。

一九七九年九月。初めて集談会に参加したときの模様を、彼は次のように書いています。

「今月はやめて来月から（参加）にしようか、でももう就職活動まで時間がない、入って何を話せばいいのだろうか、何を聞かれるのだろうか、（吃音で）立ち往生したらどうしようと、ドアの前を行ったり来たり、思い切って入りました」

誰もが経験する初参加のときの迷いであり、不安でもあります。

「みんなの話を聞くだけでいいや」と入ったのですが、司会者が「これから自己紹介をはじめます」と宣言したとき、彼は飛び上がらんばかりに驚きました。

一人ひとりの自己紹介など耳に入りません。聞こえるのは心臓の激しい鼓動ばかりです。

「次は橋本さん、どうぞ」と声を掛けられたとき、「え〜と……」と言ったきりあとの言葉が出ません。

そのとき、すぐ近くにいたベテランらしい年配の男性が、穏やかな声で言いました。

「ゆっくりでいいからね」

全身から力が抜けていくような、安堵感がありました。

「その言葉で私は、ここは自分の弱点を受け止めてくれる、自分の居場所はここなんだな、と直感的に思いました。あの一言が原点でした。あの一言があったから、その後三十数年間発見会とのつながりを保つようになったのです。あのときの光景は一生忘れることはできません」

彼はのちに振り返って、「生活の発見」誌にそう書いています。そのときの一言がその後の自分の生き方を決めたように、新しい人が来たらその人たちの気持ちを大事にして、「よく来ましたね」と、迎える姿勢だけは常にもっていたい、と彼は言います。

最大の収穫「行動の必要性」

「集談会では実に多くのことに気づかされました。まず、自分は神経質性格であること、どもりだけを目の敵にして、それをなくすことが人生の目的になっていたのです。体を鍛え大胆な人間になるため、バーベルを買ってきて夜ひそかに鍛錬をしたり、発声練習に精を出してみたり、話し方をあれこれ工夫してみたりと、ずいぶん誤った努力をしてきたことに気づきました」

もっとも衝撃を受けたのは「あるがまま」という言葉だったそうです。難しいことや嫌なことはそのままにしておくことが「あるがまま」なのだと解釈していたのですが、その裏に隠された行動の必要性が理解できなかったのです。

集談会で、その本質を知らされ、それを支えに必死の思いで就職試験に臨んだのでした。集談会の先輩のアドバイスを受けながら受験した公務員試験に合格し、父と同じ国鉄（現・ＪＲ）に就職しました。

家族関係も、にわかに好転したとはいえないまでも、子どものころから勝気でうっとうしい存在だった妹ともわけへだてなく話し合える関係になれて、楽しいものになりました。

二年後、彼は基準型学習会を受講します。本は何冊も読んできましたが、断片的な知識しか身についていませんでした。

「もっと深く系統的に森田理論を勉強したい」と思ったのと、先輩たちに、そろそろ基準型学習を受けてみてはと勧められたのと、ほぼ同時でした。

基準型学習会での最大の収穫は「行動の必要性」でした。彼にとっての課題は、何と言っても必要に応じ逃げずに電話をかけることでした。就職して半年後、初めての配属先は、なんと現場での電話連絡係だったのです。

受話器を持ちダイヤルを回すと、呼び出し音のあと相手が出ます。そのたびに彼の心臓はいまにも破裂しそうになります。以前ならたまらずそこで切ってしまいました。しかし、彼は踏みとどまって用件を伝えます。時にしどろもどろになって、そばから先輩社員に「何をやってるんだ」と笑われました。やがて、笑われても「いやあ、どうも電話だと緊張しちゃって……」と言える余裕も出てきたのです。

プロポーズも森田式で

発見会に入会四年目に結婚しました。相手の女性とつきあいはじめたころ、彼はいっさい電話では連絡せず、別れぎわに次回のデートの日時や場所を決めておくという、几帳面というよりもいわば逃げの姿勢でした。

やがて彼女は不審に思い、「なぜ電話をくれないの」と問い詰めたのです。このとき初めて、彼は症状のこと、発見会に入っていること、集談会に参加していることなど、すべてを告白しました。

そのころの彼は、発見会の心地よさ、楽しさが身に染みていて、発見会を抜きにした生活は考えられなくなっていましたから、すべてを告白したとき、彼女が理解してくれるか不安がありました。ところが彼女は共感してくれて、彼が森田療法や発見会活動のことを一生懸命話すのをむしろ好ましく思い、発見会に興味をもってくれたようでした。それからは、講演会や、発見会のレクリエーションなどにも彼女を伴っていくようになったのです。

交際が深まるにつれて、結婚を真剣に考えるときがきましたが、不安は強く、神経質の問題はほとんど解決されていないままで結婚生活がうまくいくかどうか、気がかりでした。

「もし症状がなかったら結婚に踏み切るだろうか」と考えたとき、症状のあるなしは結婚生活の障害になることはないと、自分自身にGOサインを出したのでした。

彼女の同意を得ると、両親への挨拶、式場の手配、結納の打ち合わせ、招待状の発送、式でのスピーチの依頼など、目のまわる忙しさでしたが、彼女に尻を叩かれながらの準備だったそうです。

無事に結婚式も終えてひと月ほどして、発見会の仲間によるお祝いの会が開かれました。テーマは「はたして神経症は結婚の障害となるかどうか」という、いかにも発見会らしいものでした。「経験してみなければ結論の出る問題ではないが、小さな障害はあっても、大きな障害となるものは何もない」というのが、彼の答えでした。

のちに奥さんが彼に語ったところによれば、両親は彼の症状を理由に交際をやめたほうがいいのではないかと忠告したそうで、彼女もそのときはかなり苦しんだようです。

「彼女はそうした私の弱点も私の人格の一部と、私以上に認めてくれました。そして逆に両親を説得したそうです。『あのときは大変だったけど、大きな意味での心配はなかった』と言っていました」

「よく、神経質者は親友ができないと言われます。一般的にはそう思いますが、私と妻は深い親友という感じです」。彼は体験記にそう書いています。つらい神経質症状を乗り越えた二人の結婚は、同じ悩みで迷いためらっている若いカップルたちに、大きな勇気を与えたのでした。

人のために役立つことを願って

発見会に入って、月に一度の集談会で学習した森田理論と、実践行動の積み重ねで、彼は着実に成長しました。毎日の生活の中でも症状の占める割合がぐんと減って、仕事や家庭の心配事の割合が増えてきています。とくに仕事や職場に関しては、問題が多くなっていました。そこで、彼はいくつかの方針を決めました。

第一は、とにかく手を出して体で覚える、仕事は「まず現場から」の精神を心掛ける。第二は六十パーセント主義でいく。完全を求めても時間を失えば意味がないこと。第三に、時間を作って仕事関係の本を読み、スキルアップを図る。第四に、どんなに小さいことでもできたことを褒める。他人の長所と自分の短所を比較しない、などです。そして、人のためになることで、役を頼まれれば引き受けるようにしています。

最初の集談会で声をかけられた「ゆっくりでいいからね」という珠玉の言葉と、自分以上に自分のことを理解し、信じてくれる愛妻の存在に、感謝の気持ちを忘れることはできない、と語っています。

回復のポイント――私の場合

橋本　勤

「吃音」を抱えたままではとても生きていけない、絶対に受け入れることはできない。ずっとそう考え、吃音を消し去ろうともがいてきた。だが、そう考えれば考えるほど吃音恐怖はしつこくつきまとい、私の心の中を占領し、押し潰そうとしてきた。忌み嫌う吃音を持つ自分を許せず、延々と自己否定を続けてきた。

ワラにもすがる気持ちで飛び込んだ集談会で、自己紹介の言葉が出ず立ち往生していたとき、近くに座っていた先輩がそっと声をかけてくれた。「ゆっくりでいいからね」。その瞬間、肩の力がストンと落ちるのを感じた。

欠点を持ったままの自分を受け入れてくれる居場所がここにある。後に続く自己紹介の声を聴きながら、凍りついていた心が徐々に溶けていくのを味わっていた。

症状は利害関係の深い人に対して強く表れる。認めてもらうべき会社の上司、弱点を見透かされたくない同僚や友人など、裏返せば、自分が吃音を強く意識するときは、その相手を重要だと認めていることだ。自分ではあまり意識していなかったこの事実を見抜いた女房が言った。

「あなたって人さまにはつっかえながら話すけど、私には全然つっかえないよね。私のことをバカにしてるんでしょ」

返事にグッと詰まった後、二人で大笑いをした。自分の心を小難しくあれこれ分析していたけれど、意外と単純でわかりやすい性格なのかもしれない。自分を少し客観視する余裕が生まれたように感じた。

◆手足や首、声の震え恐怖を治した山本さん

「山本道子（仮名　東京都　五十八歳）さんは、とてもきれいな方です。お仕事はグラフィックデザイナーをされています。アフリカンダンス、ゴスペルコーラスなどを習い、趣味も多彩で、行動的な方です。集談会もほとんど休まず、体験発表が決まると、十冊もの森田の本を読んで準備したということです。世話人も引き受けレクリエーションを担当してくれます」（集談会代表幹事談）
このような高い評価を受けながら、自分では「いつになったら症状を気にしないでいられる

だろうか」「森田療法は自分に効かないのではないだろうか」などと懐疑《かいぎ》的になり、自己嫌悪に陥っていました。

彼女は人一倍完全欲が強いのでしょう。「きれいで、行動的」と褒められてもまだ満足できないのです。森田正馬は「神経質は欲が深い」と言っています。ある学者は「完全主義に駆り立てるものは恐怖である」とも言っています。

彼女の恐怖は、首の震え、声の震え、容貌への恐怖などです。首の震えを指摘されて人前に出ることを恐れ、声の震えから会話恐怖、電話恐怖になったり、鼻の形をからかわれて鏡を見ても鼻しか見えない時期があったり、さまざまな神経症症状に苦しんできました。

彼女の震え恐怖との戦いはこうして始まったのです。「何としても震え恐怖から抜け出したい、子どものころのようなおしゃべりで快活な自分に戻りたい」という願いから、彼女が試みた治療法は驚くべきものでした。

震えとの不毛の戦い

山本さんは祖父母、両親に姉、妹がいる七人家族です。父は本態性振戦《ほんたいせいしんせん》（原因のはっきりしない震え）で食事中も手や首が震え、家族みんなにからかわれていました。

家族の前では格別震えに悩んでいる様子ではありませんでしたが、実際には治したいと考えたものの、あきらめていたようです。定年後、囲碁クラブで好きな囲碁をしていましたが、震えが気になってやめてしまい、家で一人テレビの囲碁番組を見て、わずかに気を晴らしていました。

お母さんは現実的で気丈な人でした。「あんたは気が弱い」と道子さんに言うのが口癖で、彼女は気丈なお母さんをうらやましく思う反面、デリカシーのなさに内心では反発していました。

それがあるとき、祖母に「あっ、この子も首を振るね」と言われてから、父のこともあって、にわかに首の震えにとらわれるようになったのです。また、「だんごっ鼻」という祖母の一言で、鼻の形も気になってきました。

中学一年になって、朝礼で三分間スピーチをしたときに声が震えたのをきっかけに、次第に声を出すのが怖くなり、国語の時間の音読が苦痛になってきました。級友からも声の震えを指摘され、高校生のときに「たまに首振るね」と言われてからは首への意識が強くなって、緊張すると首の震えがますますひどくなりました。

震えにおびえる高校生活でしたが、楽しみは図書館で海外のデザイン雑誌を見ることでした。面白いデザインを見つけるとワクワクして、悩みが吹き飛んでしまいます。面白いデザインといっても硬派の真面目一点張りのものではなく、悲しいときにもフフッと笑えるようなユーモラスなデザインに魅力を感じていました。

彼女は小さいときからきれいなものを集めたり、塗り絵が大好きでしたから、高校を出ると迷わず美術系の大学に進学しました。平面構成が得意で、褒められると自信もつき、「グラフィックデザイナーになる」目標を確かなものにしました。

デザイン好きな仲間もできて楽しい学生生活でしたが、一般教養科目の英語のリーディングはやはり恐怖でした。おりしも全国的な大学紛争のあおりを受けて授業が閉鎖されたために三年で退学しました。幾分かは英語のリーディング恐怖も影響していたようです。

退学後も持ち前の向上心と執着性を発揮して、独学で勉強する一方、デザイン事務所に就職し、中退分も取り戻そうと頑張りました。けれど、いやなことに出くわして落ち込むと震えがひどくなって、会議中にお茶を飲むのもままなりません。人の視線が向いていないタイミングを見はからって飲むことにばかり集中し、肝心の会議の内容は上の空でした。

あらゆる治療法を遍歴

二十四歳のときに、同じデザインの仕事をしている美大出身の友人と結婚しました。彼とは予備校時代からのつきあいで、おおらかな性格でのんびりしているせいか、彼女の症状には気づかない様子でした。ところが、二十五歳で出産のため退社し、その後は夫の経営するデザイン事務所で働くようになると、あの忌まわしい首の震えや声の震えが一段と激しく彼女に襲いかかってきたのでした。

きっかけは子どもの幼稚園のＰＴＡの集まりで自己紹介したとき、声が震えて半分も話せず恥ずかしい思いをしました。以来、大勢の前に出ると臆病になって、どんどん消極的になっていったのです。

やがて日常会話でも声が詰まって話しづらくなり、ついには夫にもそれとわかるようになってしまいました。

「一度病院で診てもらったら……」

夫にすすめられてまず耳鼻科を受診しました。耳鼻科では「痙攣性発声障害」、神経内科では「ジストニア」「本態性振戦」と診断されました。病名を聞いて彼女は内心ほっとしたと言います。「震えるのは気が弱いからではなく、病気のせいだったんだわ」

しかし、現実に声が詰まって会話もできず、電話にも出られないでは、仕事にも生活にも差し支えます。ここから、ありとあらゆる震え治療を遍歴する彼女の長い旅が始まったのです。

まず発声訓練。毎週、耳鼻科の防音室で訓練してから、童話「北風と太陽」の音読を録音し、家でも毎日欠かさず練習して二年ほど続けました。しかし努力すればするほど読んでいる声のみじめさに絶望して悲しみは増すばかり、治らないので中止します。

次いで、注射治療。声帯筋にポツリヌス注射をして声帯を弛緩させ、声のつまりをなくす治療ですが、三か月で効力がなくなるので打ち続けなければなりません。注射が効くと声がすっと出るので最初はうれしくて、用もないのにあちこち電話をかけまくりました。

ところが声が違うので人違いされたり、自分で声を出している実感がなく、注射が効かないときもあるし、逆に効きすぎて声がスカスカになってしまうときもあって、対症療法の限界を感じて三年ほどでこれも中止。

体を動かす仕事なら声は関係ないと掃除の仕事につきましたが、手際が悪いとチームリーダーに嫌われ、みんなが嫌がる風呂場とトイレ専門にされて、あまりのつらさに生きる気力まで失ってしまいました。そんなとき、過去のデザインの仕事を気に入ってくれた出版社の社長から、雑誌のデザイン依頼が来ました。

まさに天にも昇る思いで、うれしくて頑張って良い仕事をしたつもりでした。終盤になって社長との打ち合わせで緊張し、震えからコーヒーも飲めず、飲み終わるまでもじもじしていたところ、社長から「もう帰っていいです」と言われてしまったのです。

せっかくとってくれたコーヒーですから、飲み終わるまで帰れないとコーヒーにばかり注意がいって身動きもできず、社長との打ち合わせも上の空だったのでしょう。帰り道は泣きたい気分だったと言います。次の号の依頼は来ませんでした。

途方にくれたまま神経内科を受診し、そこで抗痙攣剤「リボトリール」（てんかん薬）をすすめられ、処方してもらって飲むと二時間後には首の震えがピタッと止まったのです。声は変わりませんが首の震えが止まったことに気持ちが落ち着き、夜も熟睡できるようになりました。

緊張もせずにどこでもくつろげるし、よく眠れます。三か月ほど毎日服用しましたが、効果がうすれてきたので医師に聞くと、「薬剤耐性ができるので量を増やしましょう」と言われました。怖くなってそれからは常用するのをやめ、緊張する場面でのみ服用するようにしました。

その後も、震え恐怖をなんとかできる治療法はないかと、磁石治療、漢方薬、鍼灸、玄米食、ホメオパシー、空手、ヨガ、水泳など次から次と試してみましたが、効果はありませんでした。仕事も電話に出ず、自分でかけることもなくメールですます、納品には行かず郵送する、会議のときは薬を飲んで出席するといった状態が続きました。当然仕事関係の人との信頼関係もうすれ、仕事の依頼も減ってしまいました。

ゴスペルコーラスを始めたのも声を治したいから、アフリカンダンスに参加したのも首の震えをごまかすため。ネットで調べて吃音の人たちの会「言友会」にも参加しました。どの会も楽しく仲間たちも気持ちのよい人たちでしたが、参加した動機が不純でしたから、期待した効果は出ません。

とうとう万策尽きたというべきでしょうか、なんとしても治したい一心で、日記指導など受けていた先生のすすめに従い、生活の発見会に入会したのです。ホメオパシーが専門の先生でしたが、森田療法にも知識がありました。

二〇〇八年三月、山本道子さん、五十二歳のときのことでした。

症状よりもっと大切なことに気づく

発見会に入会すると、持ち前の完全を求める性格から、猛烈な勢いで森田理論の勉強を始めました。初心者懇談会を皮切りに、地区の集談会には欠かさず出席し、入会翌年には三か月間、毎週一回の基準型学習会に参加します。

病院で「ジストニア」「本態性振戦」と診断され、病気だと思って薬物療法で乗り越えようとしていたのですが、森田理論を学んで、自分は病気というより心因性の神経症だと確信しました。

森田正馬は、「神経病学の著書には様々な療法が書いてあるが、みんな治すことはできません。書痙・震えは、私の神経質療法で簡単に治すことができるようになりました」と言っています。

事実、森田正馬によって頑固な書痙が治って社会で活躍している人のなかには、大手の生命保険会社の社長や、公認会計士になった人がいます。今までは人も自分もあざむいて、すべて病気のせいにして逃げてきたのだと彼女は思いました。

「山本さんの声は治るわよ、スーッと出るときもあるんだから」

集談会の先輩に言われて、痛いところを突かれたと思いました。

たしかに、スピーチでは緊張して声が出なくても、終わってからの懇親会ではスムースに声が出てくるのです。それを病気のせいだと思いたいし、思わせたくて無理に出さなかったりしますが、先輩たちは見抜いていたのです。

もちろん勉強したからと言って一直線に良くなるものではないのです。書痙や震え恐怖の人たちの会「トレモロ友の会」に出ても、首や手が震える人はいても声が震える人は少なく、スラスラと発言している人たちを見ると萎縮してしまいます。

友の会の帰途、なさけなくて悔しくて泣きたくなって、「このままでは死にきれない」と唇を噛むこともありました。苦しくなって、ポツリヌス注射を再開しようかと思うこともありましたが、せっかく森田療法に出会って、考え方や生き方を変えて治してみようと思ったのだから、もう少し発見会でがんばってみようと思い直しました。

すぐには解決できない電話恐怖や首の震えは、そのままにしておくほかないのです。自分のなすべきことは何だろうと見まわしたところ、大変なことになっているのに気づきました。

夫も自分も芸術家気分で、それぞれが自分の夢を追って採算を省みない仕事をしていたのです。儲からないのを承知で娘たちも手伝ってくれているのに、声のリハビリにばかり集中して、自分が置かれている境遇に目を向けていなかったのです。

一九九〇年にバブルがはじけて、夫の経営する事務所が経営危機に見舞われ、事務所の賃借料が払えない危機がありました。このとき、彼女の母がへそくりを貸してくれて、それを頭金に事務所兼住宅を購入しました。その後もローンの返済で手一杯で、母の借金は一円も返していなかったのです。

母は幼くして両親と死別し、苦労して成長しました。結婚後は夫の病気、家族のいさかいなどを気丈に乗り越え、共働きしながら道子さんたちを育て、その間にも節約して貯金をしていたのです。

最近、有料老人ホームに入所した親戚から、入所にかかる頭金や利用料の話を聞いたとき、「私にはそんなに払えないわ」とつぶやく母の寂しげな顔を見て、彼女は自分たちが借金を返せば払えるのにと、申し訳ない気持ちだったそうです。

「私が今やるべきことは、せっかく手に入れた店舗や事務所を家族で協力して繁盛させること、そして母の老後の責任をとることではないか」と、彼女は強く感じたのでした。事務所の経理も税理士に依頼するのでなく、自分でやれるようにと、最近、簿記の勉強も始めました。

気丈で現実的な、自分と正反対の性格の母が嫌いなときもありました。「でも……」と彼女は言います。「これからは、夫や子どもたちを交え、母と楽しく食事をしたり、出かけたり、楽しい時間を共有することで、気長に関係を修復していこうと思います」

そして「亡き父には、手の震えを人知れず悩んでいたでしょうに、家族の前では平静を装っていた父の気持ちを思いやることもなく、みんなと一緒になってからかっていたことを後悔しています。震えは治らないかもしれませんが、震えながらでも本来の目的に向かってベストをつくすことで、亡き父への償いにしたいと思います」と語る彼女の顔に、凛とした決意を見ることができました。

回復のポイント——私の場合　山本道子

1　神経症からの回復のポイントは、格好をつけないことかもしれません。

2　格好をつけて自分をごまかすことはやめて、人にも自分にもわかりやすく、シンプルに行動すること。

3　素直に自分の弱さを認め、人にも見せること。基準型学習会のとき体験交流で、自分のありのままを話したことで、症状へのこだわりが吹っ切れました。

4　「あるがまま」に生きること、いやな気持ち、不快な気分があってもいいのだ、やきもちもいい、悔しくてもいい、そのままの感情で自分のやることをしようと思ったとき、気分ではなくて仕事本位になれました。

5　森田療法は、「小さな自分にとらわれて苦しんでいるときに、大きな自然の中で生きている私という存在の尊さ」を教えてくれました。

4　完全主義、被害感、不潔恐怖など強迫神経症

　強迫神経症は、自分でもそれが無意味でばかばかしいことだとわかっていても、いったんその観念に取りつかれると気になり苦痛なので、何とか考えまい、取り除きたいと思ってどうにもならないばかりか、ますます不安になっていくものです。そのため、あらゆる手立てをして何としても抑え込み、楽になりたいとするのですが、ますます不安の淵にはまり込んでしまいます。

　強迫神経症にはいろいろな症状があります。戸締りやガスの元栓がきちんとできたかどうか、何度も確認せずにはいられない確認恐怖、不潔なものに触れたのではないかと繰り返し手を洗う、あるいは衣服が汚れていないか、外出から帰るとすぐに着替えたくなる不潔恐怖、手紙の相手に「様」を付けたかどうか開封して確かめたり、お金を間違えなく数えたか心配で、何度

も数えなおすなど、あらゆることが不確実ですべてを完璧にしないといられない不完全恐怖、人に害を与えたのではないかと恐れる加害恐怖などがあります。

このほかにも雑念が浮かんで集中して本が読めない読書恐怖、とがったものや鋭利な刃物を手にすると怪我をする、あるいは人を傷つけるのではと考える尖端恐怖、哲学的抽象的な問題やありふれたことなどについて質問を繰り返す詮索・質問恐怖、数を数えたくなる計算癖、犯罪の嫌疑をかけられていないかビクビクする嫌疑恐怖、気がくるってしまうのではないかと恐れる発狂恐怖、神仏を粗末に扱って罰が当たったのではないかと思い込む神罰恐怖など、人によっていろいろな症状が出ます。

戸締りの確認や手洗いのように、多くの場合、いやな気分を払拭しようとする行動、つまり強迫行為をともなうため、日常生活に支障が出るほか、周囲の人にも影響を及ぼしてしまいます。

疾病恐怖も多く見受けられます。人は誰でも病気は怖いし、いやなものです。いつも健康でいたい、快適なコンディションを保っていたいという強い欲望があるからです。ちょっとした体の異常を重大な病気の前ぶれではないか、いや、もうかかっているにちがいないと、何か所も病院めぐりをします。検査の結果どこにも異常がないと言われても、安心できないのです。

最近では、放射能や低周波音を浴びて脳障害から発狂するのではないかと恐れるのもあります。このため放射能汚染を避けて遠くの町に引っ越したり、低周波音がないと考えられる田舎に移る人がいます。

強迫神経症タイプの人は理知的傾向が強く、観念的傾向が目立ちます。つまり理屈でものを考える人が多いようです。また、すべてを自分でコントロールしたいという強い欲求が見られます。強迫観念が起きるのは、「ある感じや考えを、感じまい、考えまいとする反抗心」で、反抗心がなければ強迫観念は消滅すると森田正馬は言っています。また、「強迫観念は人生の煩悶の模型的なものである」と言い、人が生きていく上で必ず受ける洗礼のようなものと言えるのではないでしょうか。

◆強迫観念、被害感を解きほぐした古多喜さん

古多喜《こたき》修一さん（仮名　東京都　四十五歳　会社員）の強迫観念には、母親に溺愛《できあい》された幼少期から一転して、厳格な教育方針の高校で受けた精神的な衝撃が影響しているようです。家族は仕事一筋の父と、いつも自分の健康、わが子の体調を気にしてばかりいる心配性で神経質な母と、そして十一歳も年の離れた兄の四人でした。

兄のさらに上に兄と姉がいたのですが、修一さんが生まれる前に事故と病気で相次いで亡く

すという不幸があったために、母は亡くなった二人の分まで修一さんに愛情を注ぎ、彼の健康にはことのほか気を配っていたのです。

アトピー性皮膚炎があり、風邪もひきやすくひ弱だったことも、母の過干渉の誘因になったようです。常に先回りしてかばったり世話をしてきたため、自由に動きまわって遊んだ経験も少なく、幼いまま大きくなっていったような子どもでした。

兄からすると、修一さんだけが依怙《えこ》贔屓《ひいき》されているようで、それを不満に思うため、兄弟はうちとけ合うことがありませんでした。修一さんも兄には対人緊張を感じ、そこから他者とはわかり合えないものだという不信感が芽生えていったようです。小学校に上がると対人緊張と不信感から疎外感を強め、常に自分の安全を脅かされそうな不安がありました。失敗を恐れ、自分をさらけだすこともできず、自己防衛的な振る舞いに終始していたといいます。

苦痛に満ちた小中学生時代

小中学校の成績は中くらいでしたが、得意科目や部活動ではもっと自分を表現したいという意欲もありました。内向的とはいえ、クラスや学校に適応して友だちとも仲良くしていきたいという、素直な気持ちもありました。過保護な環境から、少しずつ自己にめざめ向上意欲が出始めたころに高校に進学しましたが、そこは彼にとって思いもよらぬ過酷な世界でした。

その高校は、極端な管理教育で全国でも知られていたのです。双眼鏡と竹刀を持った教師が、生徒の生活態度、学習態度を常時監視し、細かいことまで規制し強制して、その体罰は社会問題になるほどでした。生徒が自主的に学校行事を運営する生徒会はおろか、同好会すら禁止されていて、体育大会でも組み立て体操やマスゲームなど団体の結束を強調する種目が多く、軍隊式の行進もあって、いわゆるしごきを好む校風でした。

授業も上位の大学への進学率を重視し、必修科目でも受験に関係がなければカリキュラムに組み込まれず、音楽や美術などの授業は三年間一度もありません。所持品検査や身体検査では生徒の人格に配慮することなく、自尊心を傷つけられることもありました。全校集会のとき、生活指導部の教師は「社会に出たら自分の力ではかなわないことがあることを今から教えるためだ」などと居丈高《いたけだか》に演説します。

なんという野蛮な学校だろうと反発しますが、甘やかされて育った世間知らずの自分をかえりみずに、ただただ反感を募らせるばかりでした。自分を生かす知恵も浮かばず、学校を辞める勇気もなく、家に帰ると学校を呪《のろ》い身の不運を嘆くばかりで、布団をかぶって寝ているだけでした。

級友たちが普通に通学し、仲間同士で談笑しているのを見ると、みじめな思いで学校に行っているのは自分だけだろうかと差別感に苦しみました。逆に「俺はあいつらとは違うんだ」と妙なプライドを持って級友と口をきくのも嫌になり、ますます孤立感を強め、自分の殻に閉じこもっていました。

学校が憎い、級友も信じられない——怒りがこみあげてきて、こんな高校に入らなければよかったと後悔し、将来どんなに成功しても、この高校を出たというだけで自分の人生はすべてゼロになってしまうのではないか、と被害感にも取りつかれてしまったのです。「前向きに生きよう」と純粋な気持ちだった子どものころを思い出しても、みんながみじめな思いでいるわけではないのに、なぜ自分だけ……と、またしても学校への憎しみがよみがえってくるのでした。

泥沼のような環境から早く抜け出したい、親からも自立したい、もっと大きな世間、もっと素晴らしい世界を見てみたい一心で、大学に受かるとただちに上京しました。新しい自分探しのスタート、十九歳の春でした。

解放的な生活にひそむ虚無感

大学生生活では、失われた三年間の青春を取り戻そうとするかのように、何にでも手を出してみました。映画やコンサート、有名な作家や評論家の講演会など、田舎では経験できない知的な生活を体験しました。

何でもやってみようと、初めてアルバイトを経験しました。蕎麦屋の店員、バイク便、工事現場の警備員、銀行や証券会社のメッセンジャーボーイ、手当たり次第にやってみました。アルバイトで得た金で少し冒険もしてみようと、欧州八か国を電車とバスを乗り継いで回ってみました。国内をバイクで一周してもみました。小心者の自分が急に大胆な人間になったような、達成感に高揚した気分になりました。

髪の毛を肩まで垂らし、真ん丸な黒いサングラスをかけ、ヒッピーまがいのファッションに身を固め、いっぱしの風来坊気取りで町を歩いていました。やっと自分らしさを取り戻したのだ、自分をさらけ出して生きていると思い込んでいました。

ところがやがて彼は、それは見かけの自分であって、本当の自分を探しあてたわけではないことに気づきました。真の自立とは程遠いもので、浮き草のようなものだと思えたのです。そして、忌わしい高校時代の光景や憎悪がフラッシュバックして、頭からのしかかってきたのでした。

確かな進路も決められず、就職活動もうまくいかず、卒業後はフリーター生活を余儀なくされました。折もおり、この年（一九九五年）、阪神淡路大震災があり、三月にはオウム真理教のサリン事件が起き、不吉で不可解な事件が相次いだのです。新聞もテレビも事件の報道に集中し、識者と言われる学者や評論家はしたり顔で、事件は社会のひずみと、教育の貧困から起きたと解説していました。

「そうなんだ、自分もゆがんだ教育によって青春ばかりか、一生を台無しにされてしまった」

またしても高校での暴力的なシーンが浮かんできて、ついには自分も発狂して凶悪な犯罪者になってしまうのではないかと恐怖しました。

いじめられ、自殺する子どものニュースを見るたびに、他人事《ひとごと》のように思えず、深い悲しみと、大人社会への怒りが燃え上がってきました。学校教育をゆがめている文部省（現・文部科学省）や教育委員会は許せない存在であり、いつか必ず社会の仕組みを壊してやるぞと恨みを募らせるのでした。

学校教育や少年犯罪の新聞記事を見ると切り抜いて集め、事件や批評記事と自分との関連づけをするのがやめられなくなり、被害者意識に苦しむ毎日でした。

不安で抑うつ的になると、人の話が聞き取れなくなり、物忘れが増え、思い違いが多くなりました。失敗を恐れ、他人の思惑が気になり、かつてない強い対人緊張を感じるようになりました。

この思いつめた気持ちはどこからくるのか、どのように和《やわ》らげたらいいのか、混乱した頭では考えつかず、心理学関連の本を読み漁りました。森田療法のことも少しは書いてあったような気がしましたが、そのときは心に残るほどのものではありませんでした。

何かの本に「癒しのワークショップ」という記事が出ていて、当時流行していたアダルトチルドレンのワークショップに行ったのも、なぜ十年も前の出来事がよみがえって怒りが込み上げてくるのか、自由に気ままに大学生活を十分楽しんだのに、なぜ今ごろ症状がぶり返すのか、もっと自分の内面を見つめてみたいと思ったからでした。

運命の転機は、そのどん底状態の中から訪れました。

生涯の伴侶《はんりょ》に会う

二十代の終わりのころ、フリーター生活に沈んでいたとき、彼は絵を描くのが好きで美術学校に通っていました。世の中から落ちこぼれたような、芸術家気取りの自由人が自然に集まってくるような場所で、一種のユートピアでした。

その中で、もっとも現実的な考え方をし、生き方をしていた女性と知り合ったのです。彼女は仕事帰りに陶芸をしていました。

一目見たときから、彼女となら一緒にやっていけそうな気がしました。しかし、フリーターの身で、結婚にはためらいがありました。神経質症のあることにも理解があるかどうか、不安でした。

まず生活の基盤を固めなければという思いと、離れがたい気持ちとの間で葛藤がありました。

すべてを告白し、幸せになれないかもしれない、いったん別れようと話しました。彼女の方も、フリーターであることに不安があったようです。

やがて会社の方も正社員への道筋が何とかついたところで、彼は思い切ってプロポーズしました。彼女の両親は、現にフリーターであることで初めはきわめて慎重でした。彼女は根気よく両親を説得してくれたそうです。

一年後、正社員になったところで正式に婚約しました。結婚して間もなく、彼女の友人とその夫とも交流するようになったときのことでした。友人の夫は、彼の神経質性格を見て取ったようでした。

「これ、読んで見ませんか」と言って「生活の発見」誌を何冊か差し出しました。さらに、自分は発見会の会員であることも話しました。探し求めてきたパズルの最後のピースを見つけられそうな予感がしましたが、長年の悩みのからくりを解明できるまでには、さらに五年の歳月が必要でした。

結婚生活は自分には向いていないという頑なな思い込みを解消し、彼女の家族と、彼女の生育過程を客観的に受け入れていくには努力が必要でした。自分の家族以外のあり方や価値観を知ると、学ぶことも多く、むしろもっと気楽にやってみても大丈夫だと気づかされました。

しかし、仕事も家庭もうまくいかないのではないかという不全感がしつこくつきまとい、彼が気にしている親の育て方に触れられると、自分の家族が非難されているようで、悲しい思いがしたのです。

「このままではダメだ」と焦る気持ちは、手に入れた結婚生活という現実さえも無意味なものにしてしまいそうで、何もかも投げ出したくなるような気持ちになることもありました。

旅行に行っても、おいしい料理を食べても、ゼロか一〇〇かのオール・オア・ナッシング思考で自分を追いつめ、パートナーと気持ちを共有しきれず「このままではやっぱりダメだ」と感じたとたん、彼女をしらけさせてしまいそうな悲しい気持ちが強迫的に襲ってきます。

本音をぶつけあって大喧嘩になることもあります。とりあえずは収束し和解するのですが、何度も繰り返しているうちに、「ひとりよがり」「自己中心的」とはこのことかな、という気づきもありました。そして、自分が求めている完全主義、こだわっている理想とは何か、自分の悩みのからくりや正体が少しずつわかりかけてきました。

借りてきた「生活の発見」誌の体験記などを読むと、「これは私自身ではないか」と思えることが多く、もっと森田理論を知りたい、発見会の学習で自分も変われるのではないか、との思いが強くなったのです。入会の前には集談会にも行ってみました。そこはこれまで行ったさまざまな集会とはまったく違って、自分の気持ちを素直に自由に話せることが驚きでした。

高校時代の挫折感や屈辱感が、自然に感じる心の流れを頑固にせき止めていたのに気づきました。もうこんな堂々巡りはやめよう、自分のとった行動は素直に認めていこう、自分の感情を味わえる素直な自分を大切に生きていきたいと思ったとき、森田理論が外から働きかけて、彼を引き出してくれたように思えたのでした。

他人の思惑や評価ばかり気にしているうちに、本来の自分を見失ってしまった、それを管理教育や管理社会のせいにして、戦い続けてきたように思えたのです。自分の力の及ばないものなら社会の不条理もそのまま認めて、自分を生かせる知恵を出そう、そう考えただけでずいぶんと生きやすくなったと言います。

彼は去年の春、勤めていた会社で長時間残業、残業代の不払い、退職勧奨などをめぐるトラブルが続いて、退職することになりました。再就職までの期間は経済的な逼迫《ひっぱく》やストレスで妻にも負担をかけ、大変な苦労があったのですが、幸いにも同じ職種の会社に勤めることができました。

結婚生活では日々新たな気づきがあり、集談会や基準型学習会など、発見会活動での出会いや交流の中で「森田人間学」を学び直すことができたおかげと言います。彼は今、発見会のさまざまな役を引き受け、進んで後輩たちの援助に活躍しています。

回復のポイント——私の場合

古多喜修一

親に産んでもらったこと、ご飯を毎日食べさせてもらったこと、大学まで進学させてもらったこと、自分を育ててくれたあらゆることに感謝を心がけていると、荒れていた気持ちが落ち着き、ヒネくれが少しずつ消えていった。

他人から良く思われなくても、いちばん身近にいる人から信頼され、喜んでもらえるふるまいを心がけた。観念的、分析的、妄想的な気分は横に置いて、生活の中で目に見える、実感できる、行動できることを大切に丁寧に積み重ねてきた。

本の知識も大切だけれど、頭でっかちになると言い訳や屁理屈が上手になって、手元足元がおぼつかない。手考足思。純な心は、素直なこころ、素直な自分は、ヒネくれる前の自分、反抗心や競争心のない自分。そんな自分にもう一度会いたいと願ったら、結構いろいろなことができそうな気がしてきた。

やりたいことを自由に、生きたいように生きればよい。誰かと自分をちょっと比べることはあっても、そのままでよい。緊張やストレスが続くと、呼吸が浅くなり、体も固くこわばってくる。やっぱり自分は煩悩が強いんだなぁ、こだわり、つかもうとし、しがみつき、自分を許せなかった。

そんな自分を感じながらも、水が上流から下に向かって流れ、降りていく感じを思い浮かべてみる。悪いニュースも多いけれども、手の中には忘れていた宝物が結構あったんだ。まんざらでもない、人生バンザイ！

◆不潔恐怖、確認恐怖、閉所恐怖から脱出した竹下さん

真夜中に、家族が寝静まったころを見はからって、そっと布団から出て玄関や勝手口のカギ、ガスの元栓を確認する――一見異様な行動に見えますが、竹下和代さん（仮名　東京都　五十四歳　主婦）にとっては真剣な一日の締めくくりの行事なのでした。

和代さんは強迫性の神経質症のさまざまな症状を体験しています。幼稚園のとき、公園で遊んでいて手を洗わないままお菓子を食べた子が赤痢にかかる、という紙芝居を見ました。園児に衛生について教える目的でしたが、彼女は過度に反応し、何かにさわると手にばい菌がついた気がして、すぐに手を洗うようになりました。手洗いを繰り返しているうちに、手はひび割れ血が噴き出してしまいました。

その上さらに、口の中にばい菌が入ったのではないかという感覚にとらわれ、口を開けるたびに唾を吐くのでした。祖母も母もその様子を気にしていましたが、当時は心療内科や精神科

に行くなど思いもよらなかったので、そっと見守るだけだったようです。

小学校では体育が苦手で、とくに水泳が嫌いでした。母は心配して、スイミングスクールに通わせたのですが、行く時間が近づくと緊張のせいか便が緩くなり頻尿にもなるせいで、ほぼ十分おきにトイレに行くようになりました。

六年生のときの健康診断で心臓に悪いところが見つかり、中学一年で手術をしましたが、術後は順調に回復し、主治医が「もうどんな運動をしても大丈夫ですよ」と言ってくれました。その言葉に、体育が苦手の彼女は「ずっと運動できなくてもよかったのに……」と喜ぶよりもがっかりしました。その後友人からスケートに誘われたときも、やはり動悸と胃の不快感に悩みました。

また、授業で指名されて教科書を音読するうちに動悸が激しくなり、そのことに注意が向いてますます苦しくなって、息も絶え絶えに声を振り絞って読むといったことがありました。みんなにそんな見苦しい姿を見られるのが恥ずかしく、授業中は「また読まされるのではないか」という不安と戦っていました。

高校生のころ、夜、近所で火事があり、ショックで朝まで一睡もできませんでした。これがきっかけで、火元の確認を繰り返す強迫行為が始まりました。幼いころの手洗いは家族も知っていましたから、他人に知られてもあまり気にはならなかったのですが、思春期の感じやすい年頃です、火元の確認行為は、人に知られたら恥ずかしいと思うようになりました。

ひろがる神経症状に恐怖

和代さんは、自分の強迫行為を父から受け継いだもののように感じています。父は何かが気になると、他のことは目もくれず同じことを繰り返します。たとえば、冷蔵庫のドアがちょっとでも不具合だと何度も何度も開閉し、ついには壊してしまって、電器屋を呼んで修理することになったり、ライターの火のつき具合が悪いとこれまた何度もカチカチ鳴らす、玄関の戸が閉まりにくくなるとガチャガチャやって外してしまう、といった具合でした。そのたびに母は呆《あき》れて文句を言い、しまいにはけんかになるのです。

母は毎日のように父の小心な性格を嘆き、和代さんに聞かせますが、彼女は自分にも同じところがあるのを感じて恥ずかしく、ますます家族にも知られたくないと思うようになりました。学校では友だちがいて、さびしくはありませんでしたが、確認行為のことは恥ずかしくて言えませんでした。

高校卒業後、母にすすめられてタイピストの専門学校に行きました。狭い教室で二時間びっちり講習がある日に、遅れて急いで教室に入ったときなど、動悸が激しくなり、発汗、不安感がつのりました。困ったのは頻尿でした。それ以来、美容院や映画館など長時間身動きが取れない場所では症状が強まり、さらに腸の過敏症も出てきて、ますます恐怖を感じるようになりました。

会社に勤めるようになってからも症状は相変わらずで、とくに社員旅行が恐ろしくてなりませんでした。結局退職して、両親の魚屋の仕事を手伝うようになったのですが、今度は客への応対に視線恐怖を感じるようになり、ここでも確認の強迫行為につきまとわれたのです。

客の注文を何度も繰り返し、包んだ魚の数が間違ってないか、代金の計算は大丈夫か、同じことをいつまでもやり直していました。そんな自分を客が変に思わないかと気になって、客との会話もぎこちなく、毎日憂鬱な日々を送っていました。

結婚に踏み切る

苦しいことが多い時代でしたが、楽しみもありました。中学生時代からの親しい友人と会っておしゃべりしたり、近所の不動尊の縁日に行ったりしていましたが、あるとき、友人から結婚をすすめられました。

「いい人がいるから会ってみない」

一瞬、症状のことが気になりましたが、会ってみると優しく、おおらかな性格の人に思えました。何度か食事に行ったり映画を見たりしているうちに、「この人とならやっていけそうだ」と思ったのです。

もちろん簡単に運ぶことではありませんでした。不安もありました。どうしようかと迷い、性格を変えるために、ある雑誌の性格を強くする講座を受けることにしました。通信制で、一種の自律訓練法のようなものでした。教材にはテープがあって、後ろの方には数人の体験談が入っていました。さまざまな悩みを解決した人たちの声を聴きながら、彼女は悩んでいるのは自分だけではないことを知り、少し勇気が出てきたのです。

できるだけ普通にふるまって、悩みを見せないように、悟られないように努めていましたから、見た目には不自然なところはありません。どうにか結婚にこぎつけ、実家の近くに見つけたアパートで二人の生活が始まりました。

すると、今度は火元の確認が気になってきたのです。アパートは、二人とも仕事に出て留守になります。留守中に火事でも起きたら私の責任になると、彼女はガスの元栓などの確認行為で仕事に出るのに時間がかかります。夫はやんわり注意するのですが、彼女はやっぱり気になって引き返したりします。

ある日、運悪く空き巣に入られてからは、戸締りが心配になりだしました。ほかにも、近所で蛇口の不具合から水漏れがひどく、階下の人が迷惑したという話を聞くと、今度は蛇口の栓が閉まっているか気になってきました。後から後から気になることが起こって、強迫行為は広がっていきました。

それでも夫婦仲は良く、三十歳のときに長男が生まれました。二歳のときに近所の保育園に入れましたが、五十人ほどの小さな規模で、しかもブラジル、韓国、中国と外国人の子がいたり、祖母が育児をしているなど難しい事情を抱える家庭が多く、保護者会の委員を決めるとなるとどうしても彼女にまわってきます。結局、四年間で三年も委員を引き受けることになってしまいました。

バザーや保護者会での司会など役割が多く、いつも緊張して疲れてしまいます。他の母親たちは楽しそうにしているのに、考えれば考えるほど自分がみじめで落ち込みます。

一九九六年という年は忘れられないことが立て続けに起きました。まず、働き者で、一家の中心だった母が、心筋梗塞のため救急車で運ばれて入院しました。幸い一命は取り留めたものの、母を頼りにしていた彼女はいつかは別れの時がくるのを予感し、もっとしっかりしないといけないと感じたのでした。

それからひと月ほどたったある日、夫が会社の部下に仲人を頼まれてきました。保護者会の委員を引き受けて不安だったところへ、仲人役が舞い込んできたのです。これは初体験の出来事で一番恐れていることのはずなのに、辞退してほしいという気がまったく起こらなかったのは不思議です。それは、結婚式までまだ十か月ほどあったのと、夫の一言が気にさわったからでした。

「奥さんが仕事で出られなかったなら課長だけでいいと言ってくれたけど、どうする？」

夫の言葉は、多少日ごろの彼女の神経質症状を思いやってのことだったのでしょうが、彼女は、「仲人が男一人だけなんてとんでもない、それに出なくてもいいなんて失礼な」と腹を立てたのです。

「あるがまま」の言葉に共感する

負けず嫌いは神経質の特徴の一つですが、それから彼女の猛特訓が始まりました。

ある日、高良武久著『森田療法のすすめ』と長谷川洋三他著『森田理論で自分発見』の新聞広告を目にし、広告文を読んでこれはいいと直感してさっそく書店で購入しました。読んでみると、自分と同じ悩みの人の体験記や、神経症になぜなるのか、よくなるにはどうしたらよいか、彼女が日ごろから求めていた情報であふれていたのです。巻末には生活の発見会の集談会案内も出ていましたが、近くの茗荷谷《みようがだに》集談会は平日の火曜日で、仕事の都合もありちょっと考え込んでしまいました。

迷っていたとき、図書館に置いてあったチラシに、「母親講座開催」の案内があり、子どもとの接し方にも悩んでいたので興味を感じ、思い切って参加しました。閉めきった教室での講座は、閉所恐怖もあって迷ったのですが、ともかく行ってみることにしました。

母親講座の話の中で頻繁に出てくる「あるがまま」という言葉には共感を覚え、感動しました。研修会に参加すれば性格も変わると言われ、親身になって悩みも聞いてくれるし、ほっとするような雰囲気がありました。

早朝講座は、五時半からの三十分で、彼女は自転車で出席しました。内容は、会長が書いたテキストをもとにそれぞれの体験や子どもの育て方を語り合い、質問や相談する時間もあって役に立つ話があったので積極的に参加し、母親講座の手伝いなどもするようになりました。

森田理論でもしばしば「あるがまま」という言葉が使われ、回復への大きなポイントになると、彼女は療法との共通点にますます感激していきました。やがて、ビラ配りや、会員の勧誘なども会から強制されるようになったため、六か月ほどで行くのをやめました。

講座に参加した効果は十分あったようで、彼女は仲人の役目を無事に果たし終えました。結婚式や披露宴では緊張する場面もありましたし、豪華な引き出物を見ると、自分のときは貧弱すぎたかな、などと雑念が次々に浮かんで、華やいだ披露宴の中で一人みじめな気分になっていました。

聞きかじった理屈をこねるので、母から「あんたは立派だよ」と皮肉を言われたりしましたが、もっと実践的な勉強をしたくて、一年後の九七年に生活の発見会に入会しました。

「なんでそんなところに入るのか、あんたは普通じゃないか」と、母には反対されました。実際、神経質者は自分で思うほど、他人から異常とは見えないのです。森田正馬の後継者、高良武久は、それを「主観的虚構性」という言葉で説明しています。

彼女は発見会に入会し、基準型学習会にも参加し、茗荷谷と自由が丘の二つの集談会に出て、森田理論の学習に励んでいます。集談会には今も無遅刻、無欠席です。

「まだ、苦手な行動をするときは、とても勇気がいります。症状があっても、できた現実を見つめ、その積み重ねが本当の回復につながるのではないでしょうか」と彼女は力強く語ってくれました。

回復のポイント――私の場合

竹下和代

1　負けず嫌いで欲望の強い私は、症状に振り回されながらも、絶えず前に進もうとする気持ちを捨てなかったことではないでしょうか。結婚のときも気になったのですが、友だちに勧められてお会いしました。保育園や長男の小学校の保護者会でも、断りたい気持ちのままに、引き受けてしまいました。

2　森田理論の学習では、「迷ったら前へ」「考える前に「はい」と言いなさい」と言います。簡単なようですが、大変勇気がいる返事です。夫が持ち込んだ仲人の話も、奥さんは来られなくてもよい、などの言葉に反発して、母親教室で特訓までして無事に果たしました。後になって、やっぱりやってよかったと思いました。

3　森田理論にはたくさん役立つ言葉があって、日常生活に応用すると大変効果がありま す。その代表的なのが「あるがまま」という言葉です。不安や恐怖や不快感があっても、やるべきことをやりなさい、という意味です。行動の積み重ねによって本当の回復になっていくと思います。体験発表でありのままの自分を発表したことも、大きな転機になったと思います。

4　そして、私の回復を助けたのは、症状に振り回される私を、温かく見守ってくれていた夫の存在と、順調に成長してくれた子ども、発見会の仲間のおかげではないかと思います。

5 不眠、乗り物恐怖、パニック障害など不安神経症

発作性神経症、あるいはパニック障害とも呼ばれるもので代表的なのが心臓神経症です。心悸亢進発作、動悸、息切れ、震え、発汗、めまいなどが主な症状で、発作は急に起こることが多く、時間は数分から数十分間というのが多いようです。発作が起きると今にも死ぬのではないかと死の恐怖に襲われ、パニック状態になって、救急車を呼び病院に担ぎ込まれますが、病院に着くころには落ち着いてきて、検診の結果も異常は見あたりません。

特徴的なのは、「また発作が起きるのではないか、今度起きたら死んでしまうかもしれない」という予期不安が非常に強いことです。このため一人では外出できない、電車や長距離バスなど閉鎖された環境で起きやすく、乗り物恐怖、外出恐怖になります。そうなると、とくに途中下車ができない新幹線や特急、快速電車を避け、各駅停車を選びたがります。これは、発

作が起きたときにすぐに下車して手当てを受けられないという不安があるからです。

なかには、自分が体験したわけではないのに、友人が心臓発作で急死して葬儀に参列したときなど、自分にも起こるかもしれない心臓発作を連想して急に不安になり、長時間座っていることに苦痛を感じる人もいます。

血圧が高いと脳溢血などの重大な病気になりやすいということを本で読んでから、にわかに高血圧が怖くなり毎日何度も血圧を測っている人、急速に昇降するエレベーターのような閉鎖された場所で気分が悪くなってしまう閉所恐怖の人、一人で外出するときや、バスや橋の上などすぐに脱出したり助けを得られない状況で恐怖が出現する広場恐怖の人、高い所に立つのが怖い高所恐怖の人、人前でめまいがして卒倒するのではないかという卒倒恐怖の人。長時間動くことができず、気をまぎらわすもののない理髪店や美容院に行くのを恐れる人もいます。このように、何を不安に感じるかは人によってさまざまです。

薬物療法で一時的に不安発作が出なくなっても、頑固な予期不安が残ります。予期不安を感じてはいけないと意識すればするほど、逆に不安は強まります。また、はっきりした発作ではありませんが、漠然とした不安で苦しむ人もいます。不確実な将来のこと、身近に起こりうる不幸などに不安を感じ、それが常日ごろの振る舞いに影響するものです。この場合は抑うつ状態をともなうことがあります。

不安神経症タイプの人は一般に感情が豊かで、社交性に富んだ人が多いといわれます。

◆パニック障害、不眠障害から救われた藤川さん

二〇一一年五月に襲ったパニック発作は、藤川隆宏さん（仮名　東京都　六十一歳　会社嘱託）が経験した生涯最大の危機だったのではないでしょうか。

この年三月に起きた東日本大震災の余波が収まらないなか、藤川さんは最後の海外出張を命じられたのです。大震災は日本経済ばかりか日本人の心に大きな衝撃を与えました。地震大津波の被害だけでなく、原発事故による放射能拡散の恐怖は日本全土に広がり、海外にも影響を及ぼして、日本に滞在していた欧米企業の社員は家族共々いち早く帰国したり、関西などに避難してしまいました。

がらんとしたオフィスで社命を受けた瞬間、藤川さんの全身に緊張がみなぎり、心臓に激しい衝撃が走りました。ふだんからパニック障害を抱えている上に、大震災のショックと運転本数の減った満員電車での通勤で心身ともに疲れていた時期のことです。海外出張命令は二重にも三重にもこたえました。しかも、定年まであと一年を残す身だったのです。

さらに、出張先がインドネシアのタンゲラン工場と聞いて、内心の動揺からよろめくように、

その場に頭を抱えて座り込んでしまったのです。

「なぜ定年目前の自分に……」「なぜもっと若い人に……」と疑問が湧いてきました。家では妻も思いがけない社命に驚き、「辞退したら」とすすめます。

そもそもタンゲランとはいかなる土地なのか、インターネットで調べると「バンテン州の州都、ジャカルタの西約二十キロ」とあって、まずインドネシアの僻地と見ることはできます。

出張目的の会議の議題は、買掛金、未払い金の会計処理の合理化で、彼の守備範囲外のテーマなのでした。本来ならこの業務を直接担当している部下を行かせるべきなのですが、英語のできる人がいないのです。会議には欧米やアジア各国から担当社員が参加しますが、それぞれがアクセントの強い独特の英語で話すために、並みの語学力では会議を乗り切ることができないという事情がありました。

社命を受けたその日から、藤川さんの煩悶、苦悩の日々が始まり、眠れない夜が続きました。

「パニック障害の診断書を出して断ってしまおうか」と、楽になりたい気持ちがありました。しかしその一方で、これまで神経質症状をことごとく乗り越えて、三十七年間も頑張り通してきた職業人として、それを許さないプライドもありました。

「透明な厚い壁」の恐怖

藤川さんは大学の理学部を卒業すると、得意の英語と専門知識を生かして外資系のメーカーに就職しました。仕事は順調で、大学で専攻した化学を生かせる働き甲斐のある職場でした。

彼が不安症状を感じたのは高校三年のときで、大学受験を前に最初の心悸亢進発作を起こしました。パニック障害を意識したのは社会人になって十年ほどたったときで、仕事や職場環境の適応に不安を感じたためでした。漠然とした不安感と、しばしば起きる心悸亢進発作は自分の心が弱いからだと思い、心を強くするために「悟り」を求めて宗教書を、それも仏教関係の本を読み漁りました。

彼は、早くに母が亡くなったのは自分のせいではないかと感じていたり、母の死後、仕事、家事、育児の三役を一人でこなし、たまの休日には遊園地に連れて行ってくれた父にも深い恩を感じているような、感受性の強い少年でした。

父は、彼を楽しませようという親心だったのですが、彼にとって、遊園地に行くことは苦痛でした。一つには、同年代の子どもたちの楽しそうな歓声になじめず、また、子どもたちが両親に囲まれて無邪気に遊んでいる空間と自分の間には、何か特別な「透明だけど厚い壁」があるような気がしたからです。

もう一つは、父に連れられ楽しい場所で遊んでいても、いつか自分は捨てられるかもしれないという恐怖感があったのです。不安と恐怖をなんとかやりくりしようというクセは、このとき以来ずっと彼の頭の中に染みついたようです。

社会人になって、仕事に対する不安や恐怖から神経質症の症状への意識が強くなり、安心を求めていろいろな本を読んだものの、読むだけでは症状がなくならないので、三十三歳のときに、本で紹介されていた生活の発見会に入会します。妻が新聞広告で森田療法関係の本を見つけ、すすめてくれたのがきっかけでした。

森田療法で症状を克服した人たちの体験が出ていて、巻末に書いてあった発見会でその人たちの話を聞いてみたいという思いから入会したのでした。

しかし発見会では対人恐怖の人が多く、自分のような不安神経症は理解されないのではないかと、ここでも違和感や孤立感を感じるのでした。それでも共感できる部分もあり、話していくうちにわかってくれる人たちにも会って、発見会で学習するうちに、自分の考え方や職場や家庭での行動が前向きになっているのを感じました。「闇のなかに一条の光を得たような思いがした」と言っています。

過酷な職場環境で

入会後最初の危機は、会社の都合で技術営業職から経理業務の方に職種転換させられたときに訪れました。そのとき彼は四十歳でした。会社で、しかも経営姿勢のきびしい外資系企業でのことですから、まさに有無も言わせぬ転属でした。

まったく畑違いの仕事です。独学で会計の知識を勉強しますが、会計業務に精通した部下に対する負い目はどうしようもありません。劣等感を抱えながらも懸命に仕事に打ち込みました。ストレスから白髪が増え、白内障も進んで両眼とも手術をしました。

さらに五十二歳のとき、世界的な業界再編と企業の統廃合の影響から会社が二つに分割されることになって、帳簿を二つに分ける作業を担当し、業務の引き継ぎ、税務会計の新たな負担などが生じたのです。加えて十年近く一緒だった日本人の上司が急に退職し、新たに外国人の上司が赴任してくるなど、彼の身に思いもかけなかった事態が降りかかってきました。

打ち続く仕事上の緊張からくる疲労のため、出勤時に急行電車に乗ることに強い恐怖感を覚え、各駅停車でしか通勤できなくなりました。急行でわずか二十分の乗車時間でしたが、満員で身動きの取れない拘束された状態に耐えきれなくなってしまったのです。

それ以来、パニック発作は頻繁に起きるようになり、心悸亢進、不眠、自殺恐怖などから初めて神経科を受診し、抗不安薬をひと月ほど服用しました。しかし、症状は少し軽くなったものの、今度は副作用と薬物依存への不安がひどくなってやめてしまいました。

症状は一進一退で、苦しみながらも会社での仕事は続けていました。発見会入会当時、手渡された「学習の要点」の最初のページに「苦しくとも日常生活は堅持してください。日常生活上の実践と理論学習があいまって、初めて症状からの解放が進むのです」とあるのを、彼は胸に刻み込んで実行していきました。不安を感じることでも、いやいやながら仕事に取りかかることにして、彼なりに工夫していきました。

一番苦しかったのは度重なる海外出張でした。外資系企業ですから、世界各地にオフィスや工場があります。彼はそんな会社に入ったのをうらめしく思うこともありました。しかし、現実から逃げたら逃げたで症状はひどくなることが、経験からわかっていたので、事前に入念に準備し、命じられた場合は従うことにしていました。

韓国に出張するときも「飛行時間は二時間ほどでなんとかなる。それに戦前母が暮らしていた土地へ行くのだから心配ない」と、何度も何度も自分に言い聞かせて出発しました。

こうして彼は、森田理論を拠りどころにして回復への道をたどり始めました。

「死は受容せざるを得ず」

藤川さんは、振り返って転機となったことを一つ挙げています。

それは、「人の死は受容せざるを得ない」という心境に至ったことです。不安神経症は死への恐怖が根底にありますから、どのように死を受け入れるかが問題です。彼の場合は、母との死別以来、「人はいつかは死ぬ」ということを意識しないことにし、父や姉をはじめ親戚の人たちも、彼に母の死を思い出させないように、まさに腫れ物にさわるようにしてきました。

母は神戸の実家に帰省中、容態が急変し、そこで亡くなりました。彼が二歳のときで白血病でした。東京を出発するときから体調が思わしくないにもかかわらず、彼を背負い姉の手を引いて、苦しそうに汽車に乗っていたそうです。大きくなってからその話を聞かされて、母の死を早めたのは自分のせいだったように感じ、思春期まで苦しい思いをしてきました。葬儀の際も、幼い子に母の死に顔を見せるのはよくないと、親戚の配慮で、近くの公園に連れて行かれたことをおぼろげに覚えています。

不安神経症に苦しむのは、死の恐怖をできるだけ感じないで生きていこうとしてきたことと深い関係があると、薄々気づいていました。

「死は考えただけでも恐ろしいけど、生きとし生けるものは必ず死ぬという事実は受け入れざるをえない。この事実から逃げまわっている限り、自分の人生はパニック障害に振り回されてしまう」と考えるようになりました。

しかし頭では理解できても、実際には考えただけで恐ろしくなるのでした。そんなとき、森田正馬の言葉が背中をポンと押してくれたそうです。

森田は「死は恐れざるをえない。しかし生の欲望は捨て去ることもできない」と言い、「症状を自ら起こし、その本態を観察し、進んで恐怖することである。このようにすればたとえ症状が起きたにしても、それはいつもの半分くらいの症状だから、耐えているうちに軽快する」

たしかに自分をよく観察してみれば、症状についてはもちろんのこと、妻をはじめ家族や周囲の人にいかに迷惑をかけてきたか、そのことに気づいたのです。

消えた透明な壁

定年まであと一年半になったとき、彼はそれまで学んできた森田理論を実際の生活にあてはめて、着実に実行します。まず、仕事の面では業務の引き継ぎを中心に、とくに自分がかつて一番苦しんだ税務会計については、マニュアルを一冊のファイルにまとめ、理解しやすいように整理しました。その他の業務も、後に残った人が困らないように、自分が味わった苦しみは絶対に部下にはさせないという思いで、引き継ぎの準備を進めました。

引き継ぎだけでなく、社内の上下関係にとらわれず仕事の幅を広げ、部下が忙しそうにしていれば自分の客には自分でお茶を出したり、郵便物も取りに行って部下に配布したりしました。家庭では家事もこなせるように、とりあえずは毎日の食器洗いと片付け、週一回の庭掃除とゴミ出しなどをしました。

振り返ってみると、「人の死」を極端に恐れるあまり、森田理論もそれから逃れようと都合のよい理屈をつけて解釈し、安心だけを求めていたように思えました。恐怖や不安がなくなれば自分は幸せになれるんだというのは、どこか歪んだ考えだったことも、少しずつわかってきたのです。

それとともに、子どものときに圧倒されていた、あの「透明だけど厚い壁」が消えていくのを感じました。パニック障害という症状と向き合って生きていくためには、森田理論の中核ともいうべき「事実本位の行動」、つらくとも逃げずに事に当たることだと彼は心に決めたのでした。

亡き父への熱い想い

そして、彼にとって最後の試練ともいうべき海外出張が、定年退職一年前にやってきました。大震災からまだ二か月とたっていないときでした。心身の疲労は極点に達していました。放射能汚染への心理的圧迫もありました。

「こんなときこそそばにいてほしい」と、妻もパニック状態でした。

タンゲランは欧米のように開かれた明るい町ではありません。ジャカルタから二十キロも離れた辺鄙《へんぴ》な町です。夜は灯りもなく真っ暗です。街中も舗装された道路はなく、道端には異臭を放つゴミの山。断りきれない社命で、職業人としての誇りもあったでしょうが、彼の脳裏をかすめたのは「逃げずに事に当たる」という森田理論の言葉ではなかったでしょうか。成田空港の搭乗ゲートをくぐったら、もう引き返せない。絶体絶命でした。

　精神的に追いつめられたときは、いつも生前の父の言葉を思い出すことにしています。「あきらめてはいけない、絶対にあきらめてはいけない。人生は最後の瞬間まであきらめてはいけない」

　太平洋戦争の最中、彼の父はインドネシア・ボルネオ島のバリックパパンで、米軍と死闘を演じていました。乗艦が撃沈されて、海上を漂流中もこの言葉を何度も自分に言い聞かせていたと、父から聞かされていました。出張先のインドネシアは父が戦い、生き残った土地ではないか、父への鬱勃《うつぼつ》たる思いがこみ上げてきました。

「行こう、たとえ不安発作が起きようとも、その苦しみは父が体験した苦難の大きさに比べれば、どれほどのことがあろう。今、インドネシアへ行くのは自分の使命だ」

　意を決して彼はいくつかの準備を始めました。プレゼンテーションの事前準備、英語の特訓、機内でする仕事の準備、などでした。密室のような機内では症状が強く出ます。注意を仕事に向けることで不安が軽くなるのは経験上わかっていました。

　そして、機がボルネオ上空に達したら黙禱しようと決め、ボルネオ島に一番接近する時間を教えてもらえるように、その旨を記した紙片を客室乗務員に渡しておきました。

「お客様、もうすぐボルネオ上空です。デッキ近くの窓の方が広いのでこちらへどうぞ」

そう告げられて、彼はそこからそっと窓の外を眺めました。

「今日はあいにくと雲がかかっていますが、晴れていればジャングルにおおわれた緑の大きな島が見えます」

機長からのメッセージの通り、眼下に見えるのは雲海のみでしたが、心の中で、「昭和十九年秋、父はこの島で圧倒的な米軍と死闘を繰り返した。お父さん、来ましたよ。その島にたどり着きましたよ」と、唱えて、黙禱をささげ、もう一度窓外の雲海を見ました。屹立《きつりつ》している積乱雲の柱が、雲の墓標に感じられて、彼はもう一度合掌しました。

六日間の出張を終えて、早朝の成田空港に着いたとき、静まり返った到着ロビーは、出るときの喧騒とは打って変わった静けさでした。しかし彼は、それ以上に変化している自分を発見しました。心身ともにボロボロでしたが、不思議と明るい気分でした。

「不安や恐怖があっても、逃げ出すことなく自分の仕事に立ち向かっていった。その仕事は不安や恐怖を感じることなく行った仕事よりも意味がある。生きる意味に価値を置く生き方は、パニック障害を克服する大きな手掛かりになるかもしれない」

彼はパニック障害をみごとに克服したのでした。

回復のポイント——私の場合

藤川隆宏

1 「自分の幸せはどうすれば手に入るのか」「自分の自己実現はどうすれば可能なのか」という「自分中心の人生観」を「自分は何のために生まれて来たのか」「自分の人生にはどのような意味と使命（ミッション）が与えられているのか」という「生きる意味と使命中心の人生観」へ、生きる構えを百八十度転回したこと。

2 自分を待っている誰か、自分を待っている何かを発見したこと。

3 その誰かや何かのために自分にもできることを実行したこと。

以上のようなポイントを自分の生き方として感得するのは難しいことでしたが、身の回りの人、とくに肉親（たとえ死別した肉親であったとしても）との関係を見直すことが大きなきっかけとなり、また励ましとなりました。

◆抑うつ、乗り物恐怖、雑談恐怖から回復した田邉さん

人生には、誰でも一度は大きな転機があるもののようです。田邉《たなべ》千栄里《ちえり》さん（神奈川県　四十三歳　臨床心理士）の転機は、夫の赴任先のロンドンで訪れました。

三十三歳のとき、長女が現地の小学校に入学した日の夜、父兄に向けて校長のスピーチがありました。ところがその英語が一言も聞き取れず、話の内容がまったく理解できませんでした。これからつたないながらも英語を使って、娘の小学校生活を支えていかなくてはならないのに、これは大変なことになってしまったと、パニック状態に陥ってしまったのです。

ショックのあまり、彼女はすっかり自信をなくしてしまい、その日から緊張で体が硬直して、食べることも眠ることもできなくなったのです。三十年以上も生きてきて、つまずきもトラブルもなく順調だった人生が、一気に暗転したような不安に襲われたのです。

頼れる親もいない異国で、こんな体で子どもたちを育てて、駐在員の妻としての役目が果たしていけるのか。そう思うと、これまで味わったことのない恐怖感におののきました。ロンドンのせまい日本人社会のなかで、こんなみじめな姿が知れたら夫の名誉に傷がつきはしないかと、心配しました。

日本に逃げ帰りたくても、夫の勤めや子どもたちの学校もあるのでできません。食欲もなくなり、不眠状態から人に会うのも怖くなり、半ば廃人のようになりながら毎日を過ごしていました。

娘の具合が悪くなり日本人の病院へ連れて行ったときも、地下鉄のなかで吐き気が襲ってきてパニック状態になり、それからは、暗く密閉された空間をごうごうと疾走する地下鉄に乗ると、居ても立ってもいられず乗り物が怖くなりました。家族につきあって苦手なスキーに行ったときも、緊張と予期恐怖がピークに達して、このまま気が変になって警察に逮捕されるのではないかと、被害感に襲われました。

その日から、今度は「本当に私は気が狂ってしまった、自殺してしまうのではないか」と、自殺恐怖にとらわれました。海外に駐在した会社員の妻が、ノイローゼで子どもを道づれに焼身自殺をしたという新聞記事を読んで、自分もそうなるのかと思い、生きた心地がしませんでした。三か月は地獄の日々だったと彼女は言います。

ある日のこと、日本人向けのタウン紙に、パリに住む日本人の精神科医が、ヨーロッパ在住の日本人のために心の電話相談をしている、という記事を見つけました。記事にはその医師のうつ病に関するコラムが出ていて、末尾に医師の連絡先がありました。もしかしたら自分もそうかもしれないと思い、精神科というところを受診するのは初めてでしたが、恐る恐る電話をかけました。

その日から、電話による定期的なカウンセリングを受け、薬を処方してもらいました。薬は抗うつ剤、睡眠導入剤と安定剤でした。何よりも、治療者とつながっているという安心感がありました。彼女にとって心細い海外生活での命綱でした。一年ほど続いて、症状もやや落ち着いた頃、四年半の駐在員生活が終わって、日本に帰国しました。

気苦労の多い家庭で育つ

田邉さんはいわゆる三世代同居、九人家族の一員として横浜に生まれました。両親と祖父母に、夫が病死して実家に帰ってきた伯母、その子どもたちです。彼女の上に兄がいますが、伯母の連れ子は高校生の男の子で、居候《いそうろう》のくせに小さい千栄里兄妹をいつもいじめていました。

母はきびしい姑に仕え、伯母にも気をつかっていました。女同士の日常のゴタゴタは自然に彼女の耳にも入ってきて、子ども心に母の気苦労が感じられました。父は優しくてまじめな会社員でしたが、神経質で体が弱かったので、母も祖母も父のことを大層気づかっていました。

家の中に流れている不穏な空気を感じ取っていたのか、幼いころから彼女はつとめて明るい空気をつくろうと面白いことを言ったり、わざと変な顔をして、みんなを笑わせる役割を演じる習性が身についていきました。その一方で、母とは根本的に感性が違うのでしょうか、いつも認めてもらえないと感じ、満たされない思いを抱いていました。

結局、母に認めてもらいたくて、教育熱心な母の希望通り、大学まで進学しました。中学、高校はカトリック系の女子校で、生徒たちの人柄も穏やかで、勉強さえしていれば平穏な学校生活でした。

大学も、会社もその延長線上のような、比較的平和な環境で、苦労らしい苦労もないまま過ごしてきたのでした。しかし、自分らしく個性的な人生を送りたいという漠然とした憧れもあり、アナウンサーになりたいとか、お気に入りのニューミュージック歌手に胸をときめかす、思春期の少女でもありました。

頭の中は夢や妄想で満ちあふれていましたが、だからといって目標に向かって努力するでもなく、現実の生活ではいたって臆病で行動には慎重でした。幼いころから気苦労の多い家庭で育って、自分なりの生きる知恵もあると自負していましたから、早く結婚して自分の家庭をもちたいと思っていました。

二十五歳のとき、会社で知り合った会計士の男性と何のためらいもなく結婚し、主婦としての生活に入りました。二人の女の子に恵まれ、二人目を出産してすぐに夫の海外赴任にともなって、ロンドンに渡ったのでした。順風満帆、至極平和で穏やかだった彼女の生活がにわかに険しくなることを、彼女はまだ知りませんでした。

森田療法に新鮮な驚き

地獄のような体験をしたロンドンから帰国した彼女は、夫の母と一緒の生活に入りました。姑との初めての生活です。環境の変化で彼女の緊張感は高まり、やがて症状が再燃してきました。そこでパリの医師に紹介された横浜のクリニックにいき、交流分析を用いた集団カウンセリングを受けました。しかし特別効果があったということもなく、治療は終了しました。

半年ほどたって、娘のPTAの友人に誘われて図書館に行ったとき、石井丈三著『ノイローゼが治る生き方・考え方　手紙による森田式生活の発見』という本が目にとまり、手に取って見たところ、自分と同じようなことで悩んでいる人たちの体験談がいくつも書いてありました。

本を借りてきて一気に読みました。そして、自分が対人恐怖症で不安神経症であることを初めて知りました。パリの医師も、横浜の医師からも「神経症」だとは言われなかったのに、著者は神経症であることを明快に説いているのです。

「なんてすごい本だろう」

読み進むうちに、彼女は症状ができるまでのからくりから、神経症が治るまでの過程が、簡明に納得のいくように書かれているのに感動しました。なかでも「症状は治さなくてもよい」と書かれているくだりに、彼女は新鮮な衝撃を受け、うれしくなりました。これまで長い間、「症状があるという異常事態をなんとしても治さなければ」と考えていたのは間違いだったことが驚きでした。

森田正馬は「神経質（症）は治すにおよばぬ、ますます発揮して人生向上に努めればよい」と述べています。

ロンドンの日本人向けの書店で、森田療法関係の本を見たことがありました。そのときは

「森田」と個人名を冠した療法であることに抵抗がありました。何やら宗教めいていたのと、特殊な療法のカルトではないかと恐ろしくて、読む気持ちになれなかったのです。

ところがこの本を読んで、実は当たり前のことをやりなさいとだけ言っている、わかりやすい療法であることを知ったのです。

「本に書いてある人たちのように元気になりたい」

彼女はすぐに生活の発見会に電話をして入会し、さっそく横浜の女性集談会に参加しました。それぞれが自分の症状を話し、先輩たちがアドバイスを与えたり、相談に乗っている光景には「ほっと」する雰囲気があって、何よりも自分の話をそのまま受け入れてもらえることが、すごくうれしく感じられました。

初めは参加者の話を聞いているだけでしたが、まわりの人がノートを取っているので聞いてみると「メモを取ったほうが頭によく入るから」と言うので、彼女もメモを取り始めました。また、先輩会員のアドバイスはできるだけ実行するように心がけたのです。

「もう、一人で悩まなくてもいい、みんなと一緒なんだ」と思うだけで元気が出てきて、休まず集談会には出席しました。もちろん体調や不安には波があります。「途中で倒れてしまうかもしれない」とか「電車でパニック発作になるかもしれない」という予期不安があり、休みたい日もありましたが、「こんなときこそ行った方がいいんだ」と自分に言い聞かせて出かけていきました。

集談会に出る姿勢も、ただ悩みを話すだけでなく、みんなにわかりやすく具体的に話すようにし、何か気づいたことがあれば、自分から発言するようにしたのです。アドバイスされたこと、実行できたことを報告すると「素直で行動的ですね」と褒められるのも大きな励みになりました。

臨床心理士になる

入会四年目に、森田理論を体系的に勉強できる基準型学習会にも参加しました。こうして彼女は一段ずつ階段を上っていき、集談会の世話人もやり、続いて代表幹事も引き受けるようになりました。さらに、基準型学習会の講師を引き受けるほどに成長していったのです。発見会に入会し、森田理論を学習して、大きく変化していく自分を発見できたと言っています。

まず、対人関係では「明るくて誰に対してもものおじしないのが私」という自己像はまったく間違っていたと気づきます。

「実際の私は、他の人が自分よりすぐれていると思うと卑屈になったり、嫉妬します」。表面的にはにこやかで気さくにしているつもりだったのですが、実は人に合わせるのが苦手で、一人でいるほうが気が楽なのでした。

みんなで雑談しているときでも何を話していいかわからず、疲れるだけで、自分が会話の中心になるのは大好きですが、誰かが自分に興味のない話題で場を仕切っていると腹が立つのです。でも、このごろは自分を責めることが減って、無理に現実の自分とかけ離れた自己像に自分を当てはめることもなくなりました。

今も風邪をひいて頭痛がしたり、お腹が痛かったり、体調が気になることがありますが、それは誰にでもあることだと、神経症的に結びつけて悩むことはありません。

やがて子育ても卒業して、これから何をやって生きていこうかという、人生の課題に直面しました。自分が何をやりたいのか見当もつかなかったのです。

発見会活動でみんなからそれなりの評価を受けて、これからも活動を続け、悩める人たちの役に立ちたいと考えているのですが、もっと何かできないかと思いました。デパートの洋服売り場でパートで働いてみたりしました。しかし、依然として何をやりたいのか暗中模索していたとき、友人から「田邉さんは大学を出ているんだから、臨床心理士の資格をとったら」と言われました。

その一言は、まさに天の啓示のように彼女の胸に響きました。大学卒業の資格を生かせるならやってみよう、集談会で十年も悩みを抱える人たちを見てきた経験も活かせる。できないことではない。彼女の腹は決まりました。

大学院に入って二年、修士論文もそのものずばり「ＳＨＧ（セルフヘルプ・グループ）としての集談会運営を考える」でした。集談会こそが彼女の再生の原点だったからです。

今、彼女は東京都内のクリニックで、悩む人たちの、心強く優しい相談相手として活動しています。そして彼女は、「（臨床心理士に）なるべくしてなりました。この道が自分に用意されていたのではないでしょうか。これからも続けていきたいと思っています」と、明るく美しい笑顔で答えてくれたのでした。

回復のポイント——私の場合

田邉千栄里

私を神経症の苦しみから救ってくれた要因は二つの感動体験です。

一つは、森田療法に出会えたことです。自分がそれまで想像もしていなかった神経質性格であることを知り、症状のメカニズムを理解することができ、苦しみの先に欲求を実現する生き方があることを知り、かつてない大きな希望を持ちました。

神経症の体験は、自分が、天分として与えられた能力や特色を発揮することによって、社会の一員として人生を全うしたいという欲求を持ちながら、それをしてこなかったことに気づくための、苦しいけれど必要な道程であったと思います。

こうした学びの原動力となったのは、神経質性格の当事者である森田先生による数々の言葉から得られた「自分のことを親身になって理解してくれる人がいる」という感動体験でした。

もう一つは、苦しみを分かち合える発見会の仲間との出会いです。先輩の元気な姿を目のあたりにしたことに希望が得られました。集談会の受付や司会、記録、会場予約、代表幹事の役割を与えていただき、一つひとつ経験を積むことを通して、自分はダメ人間ではなく、社会の役に立ちたいと考えて行動できる人間なのだと気づかされました。

その経験から、ブロック、支部、本部へと行動範囲が広がり、またそこで出会った仲間の笑顔や言葉に、言い尽くせないほどの勇気をいただきました。

これらの発見会の仲間への感謝の気持ちもまた、自分が成長を続けるための、大きな力となっています。

6　不眠、引きこもりなど抑うつ神経症

神経質性格の人は些細《ささい》なことを肥大化させて、自分の人生や将来に不安を抱く傾向がありま す。現代社会は急速な技術革新と洪水のような情報であふれ、日常生活はますます複雑になってきました。高度に発達したさまざまな組織への帰属意識を強要される一方で、人としての個人の存在意義との隔たりや食い違いも大きくなっています。人々の欲望も拡散し、個人では対応しきれない問題が山ほどあります。

そんな社会に適応できず、無力感から自分をダメな人間だときめつけて劣等感を持ち、落ち込んでしまう人がいます。昔から「鬱々《うつうつ》として楽しまず」という言葉があるように、人には程度の差はあれ劣等感や孤立感からマイナス思考に陥りやすいところがあるようです。

神経質性格の人はその傾向が一般の人より強く、ふだんは活動的で物事をいい加減にできず、

やりだしたらとことんやってしまう傾向があるようです。責任感も強く、信用の置ける人と見られますが、本人はゆとりのない、せっぱ詰まった状態を抱えている様子が見受けられます。

一方で、思い通りにならないと気分がふさぎ、考え方が悲観的になり、落ち込んだまま、だらだらと引きずってしまいます。特徴的なのは、そのような抑うつ気分を何とかしようという気持ちはあるのですが、自分ではどうにもならなくなってしまうことです。このため女性では過食、男性ではアルコール類に逃げ道を作ってしまい、逆に抑うつ状態を悪化させてしまうことがよくあります。

このような状況を一括して、抑うつ神経症（気分変調性障害）と呼んでいます。抑うつ神経症で悩む人の多くは完全欲が強く、些細な失敗にも敏感で、すべて自分が駄目だからと決めつけてしまいがちです（北西憲二『我執の病理』）。

神経質な人が抑うつ的になると、気分がすぐれない、世の中がつまらない、何かをやろうという気が起こらないなどから、「生きる価値」を見いだせないと自分の部屋に閉じこもったり、自殺願望をもつこともあります。

大多数の抑うつ神経症の人は、頑固な不眠を訴えます。実際には眠っていても夜中に何度も目が覚めて眠った気がしない、夜眠れない分だけ昼間眠くなると言います。睡眠薬を服用しますが、初めは効いてもすぐに効果がなくなり、改善されることはありません。このほか、頭痛、頭重、食欲不振などの症状を併発するものもあります。

最近急速に増えている「引きこもり」も、抑うつ傾向から学校や会社でうまく適応できないで、最初は社会から家に引きこもり、さらに家族からも引きこもってしまいます。対人関係に過敏で傷つきやすく、学校や会社の人たちの考え方や、生き方に違和感を覚え、そこから浮いてしまうのです。最初は必死に周囲と合わせようとしますが、努力も行き詰まり、結局引きこもってしまうのです。

このような抑うつ状態は、若者だけでなく、定年を迎えた中高年の会社員や、子育てが終わって時間にゆとりが生まれた主婦などに見られる燃えつき症候群、老年期の孤独なども引き金になっているようです。

◆引きこもり、劣等感、自殺未遂を体験した本村さん

「人目をはばからず、涙を流したのは二度だけです」と語る本村亮道《あきみち》さん（愛知県　三十歳　生命保険業務自営）の青春時代は、劣等感の塊でした。

十六歳のとき、足を怪我して松葉杖で登下校していた時期に下級生にけんかを吹っかけられ、応戦することもできず同級生の前で恥をかいたことから、情けない自分を許せなくなってしま

いました。些細なことでしたが、「恥をかいた」という事実が頭から離れず、勉強もスポーツも、仲間とのつきあいもできなくなりました。そしてある日、鏡を見て彼は愕然《がくぜん》としました。少年らしい生気も覇気《はき》もない、まるで感情のない死人のような顔に見えたのです。

その日から、こんな醜い顔を見られたくない、弱い自分を許せないと、劣等感から極度の対人恐怖になってしまいました。彼が通っていた高校は、私立の中高一貫男子校で、しかも全寮制でしたから、いやでも二十四時間級友たちと顔を合わせていなければなりません。そんな環境にいたたまれず、彼は逃げるように転校してしまったのです。

転校によって事態は好転するどころか、新しい級友たちとのコミュニケーションもうまくいかず、容貌や表情へのこだわりはますます彼を対人恐怖に追い込んでいきました。自分の顔はみんなからどう見られているのか、そのことにばかり注意を集中するため、みんなと話していても的外れな発言ばかりで、変に思われることもしばしばでした。

ついには学校へ行けなくなり、家では両親と激しく言い争いを繰り返すようになりました。こんな状態でこの先どうなるのか、不安と恐怖で気もふさがり、自己嫌悪も肥大化して、もう死ぬしかないのかと、思い込むようになってしまいました。

「なぜ、自分だけこんなに苦しまなければならないのか」

高校には行ったり行かなかったりで、出席日数がギリギリのところで卒業しましたが、それが引きこもりの始まりでした。生活の中心は二階の自室のベッドの上。トイレ以外は一階に下りることもない。朝も夜も無関係で、気がついたら寝ている。目が覚めたら起きて、食事も母親にベッドまで運ばせる。外出は月に数回、それもなるべく人と会わない深夜にコンビニに行くだけでした。

外出したときに人に会って症状が出るのが恐ろしく、人を避け、友人との交流もすべて絶ってしまいました。何度か友人から連絡がありましたが、電話にも一切出ませんでした。

「もう僕はダメだ。僕の存在は忘れてほしい、さようなら」

高校を卒業して引きこもりを始めて一年ほどしたころ、高校時代からのたった一人の親友に、短い手紙を送りました。すぐに返事の手紙が届きました。

「僕にはお前が変には見えない。でも会いたくないならしかたがない。ただ一つだけお願いがある、生きていてくれ」

読んでいくうちに彼の胸は詰まり、涙があふれてきました。自室で一人手紙を握りしめて、彼は声をあげて泣きました。

自分を傷つけ、存在を否定し、死ぬことばかり考えていた自分に、「生きているだけでいい」と言ってくれる友がいたことに、うれし涙が止まらなかったと彼は書いています。

入退院を繰り返す

「何としても治したい」――自己否定ばかりだった生活から、自分を少しだけ受け入れることができ、生きる希望もわずかばかり湧いてきました。

九州の大学病院に入院し、二週間ほど治療を受けましたが効果が上がらず、森田療法をすすめられました。そこで、上京して東京慈恵会医科大学の第三病院に入院し、絶対臥褥から始まる治療を受けました。すると症状が著しく好転したので、「治った、もう大丈夫」と思い込んだのです。

感情の起伏が激しくて、ちょっと嫌なことがあると落ち込みますが、少し良くなると有頂天になって、三週間目に自分から退院を申し出ました。医師は引きとめましたが、他の入院患者との間でちょっとしたトラブルがあって、結局出ていきました。

ところが二、三週間するとまた症状がぶり返し、抑うつ気分から、またしても自己否定や自殺願望が首をもたげてきたのです。入院治療がすごく効いたという思いがあって、再入院を希望しましたが、自分勝手な判断で退院したわだかまりがあって、今さら慈恵医大に戻るわけにはいきませんでした。

再入院したいと焦る気持ちから、ネットや本で森田療法施設のある病院を探し、やっとの思いで見つけた浜松医科大学に入院できました。病棟には十五、六人が入院していましたが、森田療法を受けているのは四、五人でした。慈恵医大での入院時より長くかかりましたが、ここでも三か月で劇的に回復しました。

入院中は症状が出ても行動すれば良くなるとわかっていたし、退院して社会に出てもも う大丈夫だという思いがありました。行きつ戻りつの毎日でしたが、ともかく退院して一年間予備校に通い、東京の私立大学に入りました。

症状への不安は相変わらずで、症状から逃れたいという気持ちから、今度は慈恵医大の外来治療を受けることにしました。外来治療も思うような成果が出ず、受けたり受けなかったり、だらだらと続きました。大学四年生になると、就職を考えなければなりません。

十六歳の発症時から十一年間、症状から気持ちを切り放せず、劣等感と自己否定ばかりで「なぜ」「なぜ」と自分を責めてきた青春でした。せめて社会に出たら自分らしく、精一杯仕事に打ち込んでみたい、成功したいと、気持ちだけは高いところにありました。

向上心はあると自負していて、マスコミ関係への就職を目指していましたが、そこでまたしても症状が気になって、結局、損害保険会社に入りました。学閥のきびしい上位の会社は避け中位の会社を選んだのも、努力して成績を上げれば報われると考えたからでした。幾分かは、症状があって引っ込み思案なことも影響していました。

面接のときに症状が出たらおしまいだと、予期恐怖は大変でしたが、死ぬ思いで受けたのが好結果を生んで採用になりました。合格通知をもらっても、「症状が出たから、やっぱり俺はダメな人間だ」とまたしても自己嫌悪に落ち込んでしまいました。

配属先は浜松でした。不安で何かにすがりつきたくて、外来森田療法を行っている渋谷のクリニックに北西憲二院長を訪ね、浜松から通うことにしました。

北西医師は「神経症の人は溺れている人だ、もがけばもがくほど沈んでいく、底についたら、もうもがけないから、上に上がるだけだ」と話し、「抑うつ神経症の人は良くなったり、悪くなったりするから、良くなったときは何が変わったから良くなったか、体で覚えなさい」とも言いました。面接は初めは月に一度、診療が進むにつれて二か月に一度、三、四か月に一度となりました。そのつど、「何が良くなったか」を医師と話し合い、確認していきました。

告白が症状克服の第一歩

「人目をはばからず泣いた」もう一つの体験は、仕事の中で起きました。

それは、会社の上司にすべてを告白したときでした。計算された行為ではなく、仕事や職場でどうしようもないところまで追い込まれた結果でした。

自分はどんな顔をしているか、表情が不自然ではないか、自信がなくおどおどした態度になっていないか、神経症のいろんな症状が気になってまともなコミュニケーションも取れない自分に、「あいつは様子がおかしいぞ」「ダメなやつだ」という声が聞こえてくるような気がしたのです。実際に、仕事の能率は悪いし、ミスも多く、ついに上司にそのわけを問い詰められてしまったのです。プライドの高い彼は、自分の理想像と現実のあまりのギャップに苦しみながらも、会社には休まず出ていました。

一方で「もう死ぬしかないのか」と思い込むようになりました。最初は左の手首に剃刀を当てるのですが、ちょっと血がにじむだけで、思い切って切ることができません。次の日には右の手首に何度か剃刀を当てるのですが、やっぱり強く引くことはできませんでした。幾筋もの剃刀の刃の跡が残るだけでした。

「死ぬことすらできないのか」

追いつめられて、すべてを上司に打ち明けたとき、ただただ苦しくて涙がとめどなく流れてきました。みじめな自分をさらけ出してしまった屈辱と、全身から力が抜けてしまったような空虚さが交錯していました。

その直後、彼は系列の生保会社に出向させられました。失意の出向でしたが、彼は大きなヤマを越えたような解放感を覚えました。「本当の自分を隠さない」ことの大切さを実感したことで、その告白の後から本格的な回復が始まったと言います。

「思えば長い間、自信のなさから本来の自分を抑圧し、生きている感覚まで失っていた。あの日、あの時の出来事は、誰にも見せたくないみじめな姿だった。もっとも知られてはならない上司に、はからずもすべてをさらけ出してしまったけど、考えればこのことが僕の神経症克服への第一歩だったかもしれない」

彼は、のちにそう体験記に書いています。

会社の上司に自分の精神疾患を伝えることは、サラリーマンとしては将来を閉ざすことになりかねないし、職場でも偏見をもたれたり、蔑《さげす》みの目で見られかねないことであると彼は思っていました。二十八歳にして「自分の会社人生は終わった」というのが正直な気持ちでした。反面、心の深部で、「神経症でもうつ病でも、どれだけ苦しくても、周囲に認められなくても、もういいんだ」という思いが、静かにゆっくりと広がっていくのを感じていたのです。

彼が出向させられた生保会社は、安心とは思いませんが、系列の子会社の典型ともいえるような、上司の愚痴を冗談めかして言いあい、週末を楽しみに生きている人たちが集まる気楽な雰囲気がありました。

サラリーマンはどんなに頑張っても、給料は変わらない。上司と折り合いが悪かったり、ご機嫌を損ねて悪い評価を得たら出世はない。仕事にもやりがいを感じられません。もっと自分のやりたい仕事をして成功したい、という強い気持ちが湧いてきました。

それまでの彼の人生は症状を治すことがすべてだったのです。意識が次第に外に向かいだしたとき、自分の本当にやりたいこと、望むことが自然に生まれてきたのでしょうか。出向後、懸命に仕事に取り組んだから、健全な欲求が生まれてきたのでしょうと彼は言います。取引先の雰囲気や、そこで仕事をしている人たちの姿も、彼の心に響くものがありました。

「一年半ほど猛烈に勉強し、取引先の人たちの様子を見て、生命保険は正しい使い方をすれば、すべての人に利益をもたらすものだとわかりました」

大きな転機が彼にも訪れてきたのでした。

「症状へのとらわれがすべて消えたということはありません。症状が全部なくなることは一生ないと思いますが、症状がすべて、という考えからは抜け出したのです。それが私自身の回復でした」彼はそう語っています。

病院に置いてあった「生活の発見」誌を読んで、治りたい一心から二十五歳のとき発見会に入会しましたが、すぐにも治ると期待していただけに、集談会にもなじめず自然退会してしまいました。

再入会、そして独立

しかしその後、発見会に再入会しました。数年のブランクがありましたが、今度こそしっかり森田理論を身につけるのだという思いと、安心できる場はここしかないのだという気持ちから、集談会には毎月参加するようになりました。集談会で素直に自分をさらけだし話しかける彼に、発見会の仲間からはあたたかい励ましの言葉がかけられ、そのつど進むべき方向を確かなものにできたのでした。

社会人になって三年半、彼は退職し独立しました。誰も助けてくれない、誰の助けも借りない、自分の力を信じ、自分の力だけで生きていく世界へ飛び込んだのだ、と覚悟しました。彼は人より悩み、苦しみ抜いた分、生きる力がついたと思っています。まさに森田正馬の言う「大疑あれば大悟あり」をそのまま実現したような人生です。

「人生、一寸先は闇ではない、光だ。今もかつての私のように悩んでいる人たち、苦しんでいる人たちのためにも、そのことを証明していきたい」と、体験記は結んでいます。

そして、「明日が見えないと思う人たちに伝えたいことは、「生きているだけでいいんだよ」ということです」——死線を越えた彼の言葉だけに、悩みのさなかにある後輩たちの力になるのではないでしょうか。

回復のポイント——私の場合

本村亮道

1　学校や仕事を辞めなかったことです。何度も何度も辞める寸前までいきましたが、高校も大学も仕事も、どんなに苦しかろうと最終的にしがみついていました。症状からは逃げようとしていたのですが、その面では最後のところで踏みとどまっていたからこそ、回復のきっかけを神様がくれたように思います。そして最後まで辞めなかったという事実は変わることはありませんし、私の今に確実につながっています。

2　他人のせいにはしなかったことです。神経症やうつ病を引き起こす性格形成の要因は家庭環境などの影響が多いと言いますし、個人的には間違いなくそうだと思います。ただ私の場合はたまたまではありますが、ほぼすべての攻撃が自分に向かっていて他人のせいで神経症になったとはまったく考えませんでした。神経症のことで親を責めた記憶はほとんどありませんでした。今の自分の不幸が両親のせいだと考える人がいるとしたら、本当にそうだろうかと考える必要があると思います。両親もきっと同じように苦しんできた弱い人間なのではないでしょうか。

3　生き続けてきたからです。何度も死のうと思っても、生きていたから、明日を見ることができました。生きていることが最大の自己肯定だと思います。

◆不眠恐怖、抑うつ、うつ病から回復した中田さん

中田康夫さん（仮名　茨城県　五十六歳　公務員）の不眠恐怖は、目覚まし時計をかけ忘れたある朝、寝過ごして職場に遅刻してしまったことから始まりました。眠気を誘う初夏のころの若者にはありがちなことですが、彼にとっては取り返しのつかない重大事のように思え、大変なショックだったのです。

三重県の親元を離れ長野県の大学を出て、彼には初めての土地である茨城県の公立図書館に就職し、アパートで一人暮らしを始めたところでした。たった一度の遅刻でしたが、強い責任感からもう寝過ごすようなことがあってはならないと、仕事がある日の前日は早く寝るように心がけました。

ところがつくば万博（国際科学技術博覧会）を一人で観に行ったとき、思わぬ渋滞にまき込まれ帰宅が十二時を過ぎてしまいました。「これは大変」と焦る気持ちもそのままに、布団を敷いてもぐりこみました。

最新技術の展示物や、夢をかき立てるさまざまなイベントを見て気持ちが昂《たか》ぶっていたのでしょうか、その上早く寝なければ睡眠不足になると焦る気持ちのままに床に就いたせいか、一向に眠気がやってきません。翌日は車を運転する業務があったため、よく寝ておかないで事故

でも起こしたら大変です。早く寝なければならないと焦る気持ちで寝返りを打つたびに、ますます目がさえて寝つかれず、ほとんど一睡もせずに朝を迎えました。

眠ってはいけないとハンドルを握りしめながら、その日の仕事はなんとか終えたのですが、次の日の夜はしっかり寝ておかなくてはと、したたかに酒を飲んで寝たのでした。

よく寝ておかなければ翌日の仕事に差し支えるという不安は、不眠恐怖の人がよく口にしますが、彼も同じで数日後、ふたたび強い不眠が襲ってきたとき、恐怖は頂点に達しました。眠らないといけない、でも眠れない、眠らないと体に悪い、仕事に差し支えると思えば、なおのこと眠らなければならない。たまによく眠れた日の朝も、今夜はまた苦しむのではと予期不安が襲い、こうして彼は不眠地獄の泥沼にはまり込んでしまいました。

子供のころから彼は時間に正確でした、いや、正確でなければならないと決めていました。遅刻するのは恥ずかしいことであって、人間として失格であると思い込んでいました。実際、高校生時代までほとんど遅刻はなく、一度だけあった日はそれが気になって、授業も上の空でした。

眠るための努力、不眠を乗り越えるための際限のない努力が始まりました。夜は就寝を七時にすることから、酒を飲んで眠気を誘ったり、運動して体が疲れるとよく眠れると聞いて、寝る前に体操や腕立て伏せを何十回も繰り返したり、布団の中では姿勢を変えてみたりしましたが、効果はありませんでした。

不眠に打ちのめされて苦しんでいた夏、宮崎に旅行した時でした。どうにも眠れないので居ても立ってもいられなくなり、早朝、駅前の交番に駆け込みました。教えてもらった病院の精神科に行き、症状の説明をし、心理テストを受けました。眠れないのは心の問題だという自覚はありましたから、精神科に行くのに何のためらいもありませんでした。

医師は「不眠症というとすぐ睡眠薬ということになるが、私は必ずしもすすめません。心理的な治療をしてくれる大病院で受診してみてはどうですか」というのです。すぐに薬を出さない医師の対応に好感を持った彼は、引き続きその病院で治療してほしいと思いました。しかし旅先のことでやむを得なかったので、彼はいったん茨城に帰りました。

こだわりやすい性格

中田康夫さんは三重県の海に面した町で、教員の父とのちに病院勤務をする母の間に長男として生まれました。二歳下に妹がいます。思春期までの十八年間、四人家族のつつましい平和な暮らしの中で成長しました。近所に母方の祖母が住んでいて、彼は祖母にもたいそう可愛がられたと言います。

母も祖母も神経質な傾向があって、自分の神経質性格は母方の遺伝子を受け継いだのではないかと思っています。生まれつき臆病なところがあって、雷鳴や稲妻に極端に敏感で、人見知りも激しく、友だちもなかなかできにくかったそうです。大変なこわがり屋で、遊園地でジェットコースターに乗ったときは心臓が止まるかと思うほどのショックを受け、その夜から寝小便をするようになったそうです。

一方、こだわりの強いところがあって、蓄音機の回転に異常なほど興味を持ち、レコード盤を飽かず手で回して遊んだり、自分の髪の毛を抜くくせがあって禿げができてしまいました。

宮崎の医師の言葉に従い、帰宅後、彼は地元の大病院の精神科を受診しました。やたら長時間待たされたあげく、なんら心理的治療をほどこすまでもなく、医師は眠れる経験を積み重ねて睡眠に自信をつけていけばいいと、腑《ふ》に落ちない説明をして、持ちきれないほどの睡眠薬を手渡されました。たしかに睡眠薬を飲んだ夜は眠れる日が多かったけれど、薬による副作用や依存性など、薬害の恐怖が生まれてきました。

怖くなって飲むのをやめるとたちまち不眠が襲ってきます。不眠が怖くなってまた服用を再開するといった繰り返しの後、薬を飲んでも寝つきが悪い日が続き、それを訴えると今度は寝つきをよくする薬を処方されました。こうして薬の種類と量が増えていき、状態は改善されないまま不眠と薬に対する恐怖感だけが増幅し、心臓の鼓動がやけに速くなり、パニック発作も出るようになりました。

絶望感から生きることへの気力を失いかけていたとき、職場でうつ病体験のある先輩に紹介され、少し離れた駅前の神経科クリニックに転院しました。そこで初めて「うつ病」と診断されました。

不眠恐怖にとらわれてから半年の経験で、自分がうつ状態にあることは自覚していましたが、はっきり「うつ病」と診断され、不眠の正体が何となくわかったように思えました。医師から睡眠薬のほかに抗うつ剤や精神安定剤など幾種類かの薬を処方されました。

宮崎の医師のすすめる心理的療法というより、より強い薬物療法のように思えました。薬を飲むことには抵抗感がありましたが、その医師は話をよく聞いてくれて対応も丁寧でした。面談のたびに彼は繰り返し不眠の苦痛を話し、何とかしてほしいと訴え続けていました。

不眠を受け入れて治す

治療を受けているのに、さっぱり不眠から抜け出す糸口が見つからないまま、深い悩みの底でうめいていたとき、彼にとって大きな転機が訪れました。図書館に勤務している彼の職場には、当然のことですがあり余るほどの本があります。その中から彼はまず、不眠症について書かれている本を手に取ってみました。

最初に手にしたのは、保崎秀夫著『不眠症が治る本』でした。その本にはこれまで医師がきちんと説明してくれなかった参考になることがたくさんありました。まず「不眠で死ぬことは決してない」ということです。また、不眠で悩んでいる人は一晩中眠れなかったと言うけれど、実際には自分で思っているより眠っていることなどでした。

さらに不眠症を治す方法がいくつか記されていましたが、なかに「不眠をあるがままに受け入れて治す森田療法」という項目がありました。

「不眠をあるがままに受け入れる？　そうか無理に眠らなくてもいいのか」

何としても眠らなくてはと思い込み、あがいていた彼にとって、この言葉は新鮮な驚きを与えました。すぐそばにあった阿部亨の『不眠解消／眠れる本』を読みました。そこにはさらに詳しく不眠症のからくりなどが書かれていましたが、それはそのまま自分のことが書かれているのではないかと思えるほどでした。

睡眠薬の服用は根本的な解決にはならず、かえって睡眠薬恐怖という余分な苦痛を生み出してしまうという、そのころの自分の状態を言い当てていました。不眠に打ちかつには、不眠に関係なく起床時間と就寝時間を一定にし、八時間以上寝ないこと、そして起きている間は、気分の良し悪しにかかわらず必要なことをやり、生き生きとすごすこと、などが書かれていました。

彼は本の内容に強い感動を受け、「森田療法」についてもっと知りたいという思いに駆られました。中田康夫さん二十八歳、森田療法との出会いでした。

発見会に入会する

二冊の本から今の自分が陥っている状態は、「うつ病」ではなくノイローゼ（神経症）と呼ばれるものであることがわかりました。今度はノイローゼに関する森田療法関係の本を、薄暗い図書館の書庫の棚から取り出して、猛烈な勢いで読み始めました。

年が明けた一九八六年（昭和六十一年）、彼の精神状態はなお混沌とし、どん底にありました。なんとしても森田療法を受けたい、この苦しみを森田療法で治したいという強い願望が湧き起こってきました。

しかし、どこへ行けば森田療法を受けられるのかわかりませんでした。本には入院療法が紹介され、期間は数か月とありましたから、仕事を持つ彼にはかなわぬことでした。本に書いてあることを自己流にやってみることも考えましたが、一人では自信もなく途方に暮れていた矢先、ある本の巻末に森田療法を学ぶグループとして「生活の発見会」が紹介されていました。

さっそく本に書かれていた発見会本部に電話したところ、地域にある集談会の場所と開催日を教えてくれました。初めて参加した集談会では、二十名ほどの人がいて、自己紹介を聞いていると実に多くの人が自分と同じように悩み、苦しんできたことに驚くとともに、自分だけでないことがわかってほっとしたと言います。

森田療法関係の本は数冊読んで知識の上では理解していましたが、発見会で言う「実践森田」は未経験です。しかし集談会で求められる恐怖突入は大きな壁でした。彼にとっての恐怖突入は、睡眠薬を断ち切ることによる不眠恐怖への突入でした。睡眠薬を断った当初はリバウンドもあって不眠はひどくなりました。それでも定時に起きて決まった時間に寝ること、気分がどうあれやるべき仕事はその日にやっていくことにしました。言うのは簡単ですが、実行するのは大変なことでした。

夜、床に就いたときの「眠れるかな」という不安、朝、定時に起きるときのつらさは並ではありません。くじけそうになって、朝も「もう少しもう少し」とだらだら寝てしまいそうになります。

苦しいときは、入会時に集談会でもらった「森田理論学習の要点」にある「あるがまま」という言葉を、念仏のように心の中で唱えながら、とにかく仕事に集中していきました。夕食を終え就寝時間がくると、またぞろ不眠の影が忍び寄ってきました。そんなときも床の中で、「眠らなくてもいい、眠らなくても死ぬことはない」と自分に言い聞かせたと言います。

集談会では、先輩から自分の体験をもとにした助言や励ましをもらいました。一人ではできなかったことも、この仲間たちと一緒ならできそうな気持ちも湧いてきました。月に一度の集談会は、日々の行動のチェックをする場として役に立ちました。

恐怖突入から半年くらいたったころから、不眠もいくらか軽くなり、前途に光明が見えてきました。重いときもあり軽いときもある行きつ戻りつの状態ですが、日常生活にもリズムが出てきました。

入会三年後に結婚し、一男一女に恵まれました。仕事も集談会活動も問題はありませんでした。ところが六年後、思いもかけず前回を上まわる強烈な不眠が再発したのです。

強烈な不眠の再来

そのころ、中田さんは転勤で自宅から二時間かかる遠い職場に通勤していました。おまけにその職場は残業が多く、帰宅時間も十時前後と遅くなりました。いきおい生活のリズムは狂いがちになります。心身ともに疲れがたまって、体は休息を求める信号を発してきました。頭痛、頭重、倦怠感そして強い不眠です。

神経質は欲が強いと森田正馬は言いましたが、言い換えれば向上心が強いのです。彼もまた、神経質者特有の欲望の強さを持っていました。向上心は人一倍で、不眠症状を抱えながら、そのころ資格試験の勉強もしていたのです。

往復四時間の通勤時間は、休息ではなく受験勉強の時間でした。注意力も散漫になり、時に電車を乗り過ごすこともありました。食欲不振、空しさ、胸を締めつけられそうな感覚もあって、パニック発作らしき症状も出てきました。

「これは前の不眠恐怖とは違う」と感じた彼は、隣県の銚子から茨城県の病院に院長として通勤し、発見会の協力医として集談会でも会員にアドバイスしている坂口実医師に相談しました。

坂口医師はすぐさま「それはうつ病でしょう」と診断し、精神安定剤、抗うつ剤などを処方してくれました。その薬は効果があって夜も眠れるようになり、食欲も戻ってきたので、続けて服用することにしました。副作用もないとのことでした。

ちなみに坂口実医師は、慈恵医大で森田療法を学び、かつては第1章で紹介した水谷啓二が開いた啓心会診療所の所長を務め、森田療法に精通していました。しばらくして近くの医師を紹介してもらいました。ところが一年ほど通院したころ、近所のその医師は、「なかなか治らないのは、あなたの生活態度に問題があるのではないか」と言いました。

思いもかけない医師の心ない言葉に傷ついた彼は、またも別のクリニックに転院したのです。その医師も発見会の協力医でした。

実は六年前に不眠症を乗り越えたという体験もあって、少し良くなると薬をやめ、きつくなると飲むということを繰り返していたのです。やはり薬を飲むことに抵抗感があったのでしょうか。結果は失敗に終わり、転院した医師からはきつく注意を受けました。

森田療法の原法では、薬は使わないで指導していましたが、現在は薬を併用するケースが増えています。最近は副作用のない良質の薬が開発され、医師も必要最小限の弱い薬を出しているから、気分の良し悪しで自分勝手に飲むのを調節しないで、一定量を飲み続けるように指導されたのです。

むしろ薬を飲むことでよく眠れて気分も楽になり、生活も向上することがわかってきました。この間、発見会主催のセミナーで中村敬慈恵医大教授（森田療法センター長）のうつに関する講演を聞いたりして、うつの知識を深めていきました。発見会が発行した小冊子で、中村教授の『「うつ」の理解と養生法』は彼の座右《ざゆう》の書として、心の支えとなっています。

うつ病はその程度によって名称が違うようで、本を調べてわかったところでは、彼の場合は症状があっても勤めを休まず、仕事は続けたまま通院できる程度の軽いうつ状態が長期間におよぶ、いわゆる気分変調症（抑うつ神経症）と呼ばれるものでした。

もっと森田療法を広めたい

こうして医師の指導と発見会仲間たちとの交流によって、不眠恐怖からも解放され、だらだらと続く軽度のうつ状態は自分の一部と受け入れ、仕事や家事などやるべきことをやる生活を取り戻しました。症状が改善されると、持ち前の向上欲からみんなのために何かをしたい欲望が出てきました。

大学の通信教育で心理学の勉強もしましたから、認定心理士の資格をとりました。また、自分は司書として図書館業務に従事していて、比較的若いときに森田療法に出会い救われたという思いもあり、もっとたくさんの人が早くから森田療法に気づく機会を作りたいと考えました。そこで森田療法の図書、新聞記事、雑誌などを掲載したホームページを開設し、発見会のホームページにもリンクしてもらい、その活用を望んでいます。

さらに『森田療法関連図書目録』（全二百五十ページ）を自費出版するなど、森田療法普及活動の一翼をになって充実した森田人生を歩いています。

家庭では、認知症の進んだ父と、五年前に肺がんの手術をして目下闘病中の母を引き取って介護するなど、「神経症を持つもう一人の自分」とともに、力強く生きています。

回復のポイント――私の場合

中田康夫

私が陥った不眠恐怖の場合、不眠に対する正しい知識がまず必要だと思います。症状に苦しんでいると視野がせまくなり、自分勝手な「誤った認識」にとらわれてしまいます。「不眠で死ぬことはない」「不眠症であっても必要最小限の睡眠は与えられている」という知識が最初からあれば、泥沼に陥ることはなかったかもしれません。

泥沼に陥ってしまったとき、そこから抜け出すにはどうすればよいのかを教えてくれたのが森田療法でした。「症状、不安はあるがままに耐え、なすべきをなす」が森田療法の考え方ですが、私の場合は睡眠薬を断ちきる段階の恐怖突入がポイントになったと思います。

私は本を読むことで森田療法に対する理解が深まりました。今はインターネットなどからたやすく情報を得られますが、森田療法の理解を深めるにはぜひ関係の本を読んでみられることをお勧めします。

精神科で処方された薬とどう付き合うかも重要なポイントになります。私の場合は薬を飲みながら、一方では薬害を恐れ、また気分に応じて自分勝手に薬の量を増減していましたが、薬と症状の交互作用に陥ってしまいました。

森田療法においても今は薬を処方されることが多いようですが、自分勝手に加減するのではなく、決められた必要量を気長に飲み続けることも必要だと思います。

私の経験上、症状が軽快すれば、薬は自然にやめられるようになると思うからです。

◆引きこもり、抑うつ、離人感で死の淵をさまよった山田さん

大学進学で文学部に入ったのは、半分は投げやりな選択だったそうですが、自分のことも社会のことも不確かで、あいまいで、おぼつかなくて、方向も見えず、生きていることの意味すらも浮かばない状態で、結局、一年の夏休みが終わったところで学生生活は頓挫《とんざ》してしまいました。山田史郎さん（仮名　埼玉県　六十九歳　無職）、二十歳の夏、引きこもり生活の始まりでした。

それからは昼夜逆転の毎日で、たまに夕暮れどき、大学の図書館に行く程度です。図書館では中央公論社の「世界の名著」シリーズからフロイトの精神分析などを拾い読みしていましたが、すぐに頭痛がしてきて集中できず本も読めません。次第に症状は頭痛からイライラ、不眠、体中の痛みと広がって、針のむしろに座っているような感覚でした。

やがて現実感も失って、自分が息をして生きている感覚がなくなり、周囲が膜を透《とお》してしか見えないような離人感も強まってきました。この苦しさは何なんだ、自分の意識している世界と、無意識の世界、暗黙に了解している世界が、大きくねじれてしまっている、という思いが強くありました。次第に彼は、観念の迷路に迷い込んでしまったのです。一日の時間が長く、生きていること自体が苦痛でなりません。

当時はまだ、カウンセリングも心療内科もなく、精神医学というと何でもひとまとめにして精神病扱いでしたから、医者にかかることなど思いもよりませんでした。自分は治療してもらう病気ではなくて、自分の生き方の中に、考え方の中に無理があるのではないか。あるいは不自然さとか、体験不足とか、人と交わることの不足、未熟さがあるからではないか。それらの思いが目まぐるしく回転し、出口のない迷路に迷い込んだような感じがしていました。

そんな状態からなんとか抜け出して、生きる意味をつかみたいと思っていても、どうしたらいいのかまったくわからなかったのです。いかに生きるかということよりも、生きていること自体の意味が見つけられなかったのです。

彼は、今日まで生き延びてこられたのは、強烈なある光景を目にしたからだと、今でも思っています。

「生」と「死」の境界で

そのころ彼は、夏休みが終わって京都で下宿生活をしていました。引きこもっていても気もはれず、身の置きどころもなく、仕方なく旅に出ました。あてもなく、たまたま立ち寄った四国の足摺岬でのこと、バスを降りて岬に行く途中でした。

「人を探しているんです、知りませんか」

息を切らし中年の女性が、慌《あわ》てふためいた様子で声をかけてきました。

「どんな人ですか」と尋ねますと「若い女性です」と言う。

「会わなかったけど……」

彼が答えると、彼女は岬に向かって走り去っていきました。

しばらく行くと、あたりが騒がしくなって、人々の声が耳に入りました。

「岬の灯台のところで飛びこみがあった」

岬では、村人が集まって遺体を引き揚げるところでした。麻袋に入れられてロープでグルグル巻きにされた遺体が、滑車のついた機械で引き揚げられているところでした。自殺の名所と言われるところで、村人は手慣れた様子でした。

「今日のは小っちゃいね」とか「小柄だね」と、村人たちは無表情に話しながら、ロープをたぐり揚げていました。袋に入れられてグルグル巻きにされた遺体は、人の体というより一つの物体でしかありませんでした。

人は死んだら物になってしまうのだ、ほんの一時間前まではこの人も悩んだり、苦しんだりして、生きて温かっただろうに、今は冷たくなって麻袋に入っている。「今度のは小さいね」などと言われている遺体は、「一個の物」でしかなかったのです。

衝撃的な光景を目にして、彼の心は激しく揺れました。「生きていることと、死んでいることの違い」を、彼は感覚的に知ったのです。

重圧だった医者の後継ぎ

山田さんは、瀬戸内海に面した兵庫県の田舎の村で、十三代続いた医家の四男として生を享《う》けました。父は戦時中、軍医として徴用され、戦後は家を継いで村の人たちの治療に携わっていました。

田舎の開業医に求められる務めがどこでも過酷なことはよく知られていますが、彼の父も無理がたたって体をこわし、彼が物心ついたころには寝たり起きたりの状態で、それも寝ているほうが多かったそうです。

七人兄弟で、上に兄が三人、下に妹と双子の弟妹がいましたが、上の兄二人は相次いで早世しました。そのため父母は用心深くなり、史郎さんは病弱だったせいもあって一転して甘やかされて育ちました。兄弟たちにすれば、彼ひとり甘やかされるのは面白くなく、彼はいつもおしゃべりや遊びの輪から外されていました。

父は大学では法科でしたが、祖父が倒れたとき「医者を継げ」と言われて急きょ医学部に転部し医者になったいきさつがありました。

父が病身なので、いずれは男の兄弟のうち誰かが後を継がなければならないのですが、すぐ上の兄は医者を嫌ってさっさと公務員になっていたので、必然的に後は史郎が継ぐものだという空気が、家族ばかりか親戚や村人たちの間で出来上がっていました。十三代も続いた田舎の医家ですから、潰《つぶ》すわけにいかなかったのです。

彼が後を継ぐのは自然のなりゆきでしたが、父は「医者になれ。後を継いでくれ」と口に出しては言いませんでした。心ならずも医者になって後を継ぎ、大変な境遇を強いられた自分の身を振り返って、史郎さんに医家を継げとは言いにくかったのかもしれません。

しかし、多感な少年の心には、それが無言の圧力となったようです。どことなく生きづらい空気が彼の周辺に漂《ただよ》っていました。

結局、彼は医学部を受けました。二度受けましたが迷いもあって失敗しました。こんな中途半端な気持ちではいけないと、猛勉強に励みある程度合格のめどがついたとき、病気になってしまったのです。

首の両側に悪性肉腫があるというので、手術をしました。結果は肉腫ではなくリンパ腺腫で、命は助かりました。それ以来、両親は彼の進路について何も言わなくなりましたが、彼はどうしたらいいのか、ますます方向を見失った状態でした。

ともかく大学には入らないといけないと、文学部に入りました。心の底にあった「人が生きるとは何ぞや」という疑問を勉強したくて、心理学か哲学に入りたかったのですが、人文地理を選びました。地理や旅行が好きだという程度の理由で、格別根拠のある選択ではなかったのです。結局、大学にも学科にも適応できなくて、一年の夏休みが終わったところで、学校に行けなくなり引きこもってしまったのです。

花の命から受けた生きる力

引きこもりも三年目を迎えた春、転機が来ました。

自分の中にエネルギーがたまってきたように感じてきたのです。

森田療法の初期に一週間の絶対臥褥が課せられますが、それが明けるとみんな一様に感じる自然の眩《まばゆ》いばかりの新鮮さを、彼もまた感じたようでした。

天気も良く、うららかな春の陽気に誘われて、下宿近くの大きな公園に行ってみました。目についた近代美術館に入ってみようという気になりました。それまでは、人の集まるところは避けていたのに、あまり気にならなくなっている自分をちょっぴり不思議に思いました。

たまたまそのときは花の絵ばかり展示されていました。赤い花、白い花、青や緑、黄色の花、可憐な小さな花、ダイナミックな大輪の花。どの花にも瑞々《みずみず》しい生命の息吹が感じられ、彼は我を忘れて見とれていました。

「花がこんなに美しいものだったとは……」

素直な感動に誘われて、彼は生きることの意味を、花の命から受け止めたように感じました。

「明日から学校へ行こう」

忽然《こつぜん》と突き上げるようなエネルギーを、彼は全身で感じたのです。

親元から離れていて、ずっと放っておかれていました。下宿の仲間とは交流がありましたから、完全な孤立ではなかったことが、わずかに彼を社会につなぎとめていました。

「時が人間を回復させる力をもっているんだな。ねじれが修正されて、自分の中に力をためていったんだと実感しました。自然に任せることが大切で、悪あがきしないことが大事だ」

のちに彼はそう書いています。

「お～山田、何をしてたんだ」

三年ぶりの登校で声をかける級友がいて、自分がまったく忘れ去られた存在でないことを実感し、彼は胸が熱くなりました。激しい自己嫌悪と、方向を見失って自分を消してしまいたいと思っていた彼も、級友のひと言で踏みとどまったのです。

おりしもそのときに受けたのが、梅原猛教授の「日本文学思想史」という講義でした。仏教を取り上げたその講義は、「釈迦は苦しみから抜け出そうとして修行を始めたが、結局、人間には欲望があり、欲望があるゆえの苦しみで、それが人間だ。愚かさや醜さを持った人間の欲望や感情を肯定した上で、人間を見ていこうという思想になった。その思想が日本に入ってきて日本文化の思想の源流となった。源氏物語や能、近松や太宰へとつながっていった」という内容でした。

「そうか、人間とはそういうものなのだ。自分もそうだ。それを抱えていけば、自分も生きていけそうだ」――講義を聞いて彼は救われた思いがしました。

就職、結婚、そして発見会

卒業後は出版社への入社を希望しましたが、たまたま受けた電卓のメーカーに企画マンとして就職しました。ところが会社は一九七一年のニクソン・ショックで倒産し、転職することになったのです。

転職先に入社後、三か月で営業に異動させられました。もっとも不得手とする仕事でしたが、辞めるわけにもいかず、頑張りました。日本経済はおりからの高度成長で、担当課長としての成績も上がっていました。

結婚して子どもも二人生まれ、親子四人で床を並べて寝る夜に、ささやかな幸せを感じ、何の不満もないはずでした。ところが、満ち足りた生活の底から、再びあの得体《えたい》の知れない抑うつ感が忍び寄ってきました。

子どもたちも元気に育ってきているし、仕事も順調でした。何も問題はないはずなのに、心躍るような出来事もない、面白く感じるものもない、ときめく思いをすることがない、何かをやろうという意欲もわいてこない。何が問題なのか、不透明で、とらえどころない正体不明な何かに縛られているようで、次第に息苦しくなってきました。問題はすべて解決済みのはずなのに、それは観念の領域でのことで、事実は何も解決されていなかったんだと思えたとき、激しい不安がこみ上げてきました。

たまりかねて、以前読んだことのある本に出ていた森田療法に一度お世話になってみようと、生活の発見会の集談会に参加しました。最初の集談会で自己紹介をさせられました。

「自分は本当に生きている感じがしない。仮の人生を生きてきたみたいな気がします。生きているとは何だろうかと思います」

こんな自己紹介で、自分のことを理解してもらえるとは思えない。期待もしませんでした。やっぱり場違いなところへ来てしまった。がっかりして帰途についたとき、後ろから声をかけてきた人がいました。

「山田さん、私もそうだったんですよ」

「えっ……」と思ったと同時に、うれしさがこみ上げてきました。

ここに話の通じる人がいる……声をかけてきた彼は、武家の末裔《まつえい》ということで、母に常に「〜らしい男」として育てられてきました。

「かくあるべし」に凝り固められた彼は、本来の自分ではなく、どんなときもお利口さんで、本当の自分とは何だといつも悩んでいましたが、誰にも言えず、口に出したこともなかったそうです。本当の自分探しに集談会に来ていた彼は、山田さんの自己紹介を聞いて共感し、声をかけずにはいられなかったのでしょう。

作られた自分、偽りの人生から「本当の自分を生きたい」という仲間がいることに、山田さんの気持ちは一度に溶けていきました。通じ合える仲間がいるから、しばらく通ってみようと思いました。

二人の大先輩との出会い

三か月後、発見会の講演会に誘われて行ってみました。会員の体験発表と長谷川洋三会長（のち名誉会長）の講演でした。終了後の懇親会にも誘われましたが、気乗りがしませんでした。

強く誘われ、しぶしぶ行ったところが、遅れて入ったために席は一つしかありません。そこが、長谷川会長の真ん前だったのです。当時、長谷川会長は発見会にとって神様のような人だと聞かされていましたから、そんな偉い人の前には座れないと躊躇していました。すると、「まあ、いいじゃないか、座りたまえ」と会長が気軽に声をかけました。

「ふと見たその人の眼がすごく温かくて、優しかった。会社ではみな数字に追われてきびしい目をしてるから、損得離れた温かい表情を見て、こんな人も世の中にはいるんだと、ほっとした」彼はそう語っています。「こういう人のそばで、しっかり勉強してみよう」と心に決め、彼の発見会人生が始まったのです。

翌年、彼は基準型学習会を受講しました。そこでもう一人の人物との出会いがありました。通常、基準型学習会には期間中毎回講師を務め、日記指導も行う二人の連続講師と、学習の単元ごとに呼ばれる先輩会員の単発講師があります。そのときの連続講師は小倉明といって、大手の鉱山会社の役員を務め、すでに現役を退いて副理事長として発見会の活動に専念していました。もう一人は現理事長の市川浩孝でした。

日記に、「大事な得意先の人を接待したとき、もっと堂々としていたかった」と書いたところ、次の学習会の日に、彼は小倉講師にこっぴどく叱られました。

「きみは一体何を考えて接待したのかね。一番大事なことはその人を接待することで、きみが堂々としていてどうするんだ」

その言葉は彼の心に突き刺さりました。初めて自分の幼稚さに気づかされました。

「そうか、自分のことしか頭になかったのだ。自己中心的とはこのことなのだ」

言葉ではわかったつもりでした。ふだん会社で部下たちに「お客さんの立場に立って考え、行動しろ」と言っていた自分が、実は何もわかっていなかったと気づいたのです。

森田正馬は「人を幸せにするためには、自分が少々悪く思われ、間抜けと見下げられても、そんなことはどうでもよいという風になれば、初めて人から愛されるのである」と言っています。

集談会に参加するたびに、彼は実生活で役立つさまざまなことを学んでいきました。そして、心に決めました。集談会には休まず出よう。何かを頼まれたら気軽に引き受けよう。人が嫌がる仕事でもやってみようじゃないか。長谷川会長や小倉講師、そのほかの先輩たちのように、人様の役に立つ人間になろう。悩み苦しんでいる人たちのために何か力になることをしようと思ったのでした。

現在彼は、発見会活動はもとより、傾聴ボランティアや、「いのちの電話」相談員もやり、幅広く社会貢献に尽くしています。

回復のポイント――私の場合

山田史郎

私にとっての回復の最大のキーポイントはなんといっても「人を通して森田を学んだ」ということに尽きると思う。専門家や治療者たちの指導を仰いで森田理論を学習しながらも、同じ苦しみを抱えた仲間、先輩たちの姿を通して、その人たちとの交流を通して、現実社会を生きていく上で、多くの大切なことを学んだ。

せっかくの休みの日に遠くからわれわれの集談会に出向いてきてくれて、ワイシャツが透けて見えるほどの汗をびっしょりかきながら、手をガタガタ震わせながら、自分の失敗談を話してくれた対人恐怖の人や、裏表のない率直な態度で私の誤りをわからせてくれた人、不器用ながら、頭をぶっつけながら誠実に生きようとしている後輩の姿。

数え上げればキリがない。中には反面教師の役割をしてくれた人もいるけれど、それはまたそれで、自分では見えてなかった己の姿の反映でもあったりした。

自分と相手の弱点をお互いに受け入れながら、自分自身とまわりの人、そして社会に対して、信頼と安心を醸成していくことが出来たのは、人を通して森田を学んだからであり、まことに幸運なことであったと思う。

エピローグ

発見会の機関誌「生活の発見」は今年六月で六百五十号に達しました。

一九五七年（昭和三十二年）に水谷啓二によって創刊され、一九七〇年からは新組織に受け継がれ、半世紀を超える長い間、一度も途切れることなく発刊されてきました。

この間、水谷の急逝、会員の一時的減少、出版費用の枯渇《こかつ》、新組織でのリニューアル発行など、幾多の風雪に耐えて今日まで続いてきたのは、多くの先輩の犠牲的精神や努力があったからと思います。

「生活の発見」は、森田療法の実践的解説書であるとともに、多くの会員の心の支えとして読まれてきました。

なかでも会員による体験記は、症状に苦しみ、生きることの悩みやつらさを、森田理論の学習と実践によって乗り越えた「回復と成長」の記録として、感動と共感をもって読まれてきました。

「体験記を読んで元気が出た」「悩んでいるのは私だけではなかった」と、毎号たくさんの感想文が寄せられてきます。

体験記は創刊以来ほぼ毎号掲載され、これまでにその数は千編を超え、さまざまな症状や生きる上での悩みなどがビビッドに描かれています。

この本に紹介した十二人の方の体験談は、そのほんの一部にすぎません。もっとたくさんの体験記を「生活の発見」誌で読むことで、あなたもまた、新たな感動を得ることができ、明日への元気をもらうことができるかもしれません。


さて、プロローグで紹介した伊藤恵子さんはその後どのように成長し、変貌したのでしょうか。

彼女が甦《よみがえ》るきっかけを作った山形市の医師は、「病気休暇を切り上げるのはまだ早い」と慎重でしたが、彼女は休暇を延長もせず職場に復帰しました。

決まった時間に起床し、決まった時間に出勤し、決まった時間に実験を始め、夕方はほぼ定刻に帰宅する。来る日も来る日も、平凡な日々の繰り返しでした。

湧き上がるさまざまな疑問、聞きたくなる衝動は「自分の気分を良くするためではなく、まわりの人の幸せや便利さのために」と言い聞かせ、抑えていきました。

復帰後も、しぶとい症状は何度も彼女を誘惑し、症状のぶり返しもありました。そんなときは医師の適切な指導や、発見会・集談会の仲間たちの励ましがありました。

「死んでも聞くな、歯を食いしばって我慢しろ」

「強迫観念はあくまで観念。事実ではない」

「強迫観念が心を動かし、事実をゆがめ、目的をはぐらかす」

あの地獄のような日々から見れば、目を見張るような変化でした。

「伊藤さんが、これだけ短期間にここまで治ったのは、まさに奇跡です」と医師にも言われました。

森田療法が、森田正馬の残したかけがえのない言葉が奇跡を起こすのだと、彼女は信じたのでした。そして、あたたかく、包みこむような雰囲気と、時にはきびしいアドバイスを通して、回復を助けていく生活の発見会・集談会に感謝し、同じような苦しみを持つ人たちのために尽くすのが、強迫観念の地獄をくぐり抜けてきた自分の役割ではないかと覚悟するのでした。

嵐のような反響を呼ぶ

伊藤恵子さんは、自分が経験した強迫神経症の顚末《てんまつ》をすべて書いた体験記を「生活の発見」誌に発表しました。

「まわりの人が幸せになるように、便利になるように」という、平凡で何の注意も呼びそうもないタイトルで掲載された彼女の体験記は、予想外の嵐のような反響を呼び起こしました。

北は北海道から、南は九州・沖縄まで全国から届けられた手紙や電話は、ありきたりな感想などではなく、悲鳴に似た内容のものばかりでした。

エイズ恐怖があってアメリカを連想し、アメリカ製のジーンズを洗濯できない強迫禁止行為に苦しむ中学生と、それを心配する母親、気分変調性障害で不登校になった大学生、確認行為が多くて事務処理が進まないという会社員、不潔恐怖で何度も手洗いをやめられない三十代の女性、鍵やガスの元栓、のし袋に入れたお金など確認したいことばかりに悩む九州の主婦……、まさに老若男女を問わず、さまざまな人からの救いを求める声であふれていました。

体験記は、型どおり彼女の生い立ち、強迫観念から始まって、悩み苦しんだ症状の数々、症状から抜け出すきっかけとなった話など、細部にわたって具体的に当時の心境とともに、みごとな表現で書かれていました。そこまでは通常の体験記と変わりませんが、かくも大きな反響を呼んだのはそのことよりも、行間からほとばしり出る彼女のすさまじい気迫だったのではないでしょうか。

率直に言って、彼女はすっかり治ったわけではないと書いています。外部の人を巻き込む強迫行為こそなくなりましたが、ヒ素の元素記号はこれでよかったか、紙幣《しへい》を数えるときも三枚目くらいになると、一枚目をちゃんと数えたかどうか気になります。鍵もガス栓も部屋の灯りも同じことで、強迫観念が邪魔をすると彼女は言います。

しかし一方、完全に症状がなくなると強迫神経症者の気持ち、苦しみが実感できなくなるとも言います。「強迫観念はどこまで行っても事実ではない。また、つきあうとつきまとい、つきあいをやめると離れていく」ということをまず理解することが必要で、このべったりと張り付く、化け物のような強迫観念の性質を理解することが最初のステップになると言います。

彼女の症状が一番ひどかったとき、彼女の母は、麻薬中毒みたいだと思ったそうです。わかっているけどやめられない、やめたいと思ってもまた引き戻される。強迫行為を断《た》っていく過程というのは本当に苦しくて、また確認行為という麻薬に走りたくなる。それでは一生麻薬から抜けられない。襲いかかる激しい禁断症状にひたすら耐え、我慢し、身を切られる思いでやめていった者だけが治る、と書いています。

そして、苦しくてやめられないという言い訳をどんなに積み重ねても、それは治らないという結果になって、本人に還ってくるだけだと言います。

洗いなおしたいこと、確認したいこと、数えなおしたいこと、いろいろある強迫行為を、「大変だから、二度にしなさいとか、三度目はダメとか、そんな隙《すき》を見せてはいけないのです」「ダメなものはダメと言わないと、もとの道に戻ってしまいます。それは地獄への一本道です」と断言します。地獄の底を覗《のぞ》いた体験者だからこそ言える激しい言葉です。

いつの日か悩む誰かのために

彼女が相談に乗った中学生は、「アメリカ」という字句への忌避《きひ》からきた強迫観念を乗り越え、今は大学生です。気分変調性障害で不登校だった大学生もたったひと月の指導で大学に行くようになり、母親に「森田（療法）はすごいですね」と感謝されました。

手紙による指導で、確認行為が減った九州の主婦も、「強迫者はみなさん苦しいのです。治したいのか治したくないのか、はっきりしていただきたい」と伊藤さんに詰め寄られ、とにかくやめるしかないのだと自覚しつつあります。

かつて自宅を開放し、入寮制の森田療法診療所を設け、多くの神経症者を指導した水谷啓二もまたきびしい指導でしたが、伊藤さんのそれは、水谷にどこか通じるところがあるようです。他者に働きかけるとき、自分が治ったという実績は必要で説得力もありますから、その意味から、自分もしっかり治さなければと彼女は思っています。

水谷も同様でした。森田療法で治したという実績があり、森田療法によせる圧倒的な信頼があればこそ、強く指導ができたのです。

症状がひどかったとき、彼女も何度か死ぬことを考えたことがあります。でも、そのとき、自分のこの体験が、いつの日にか似た苦しみで悩む誰かのために、ほんの少しでも役立つことがあれば、そのときのために生きてみようかと、その一点において彼女は踏みとどまったのだと言います。

　自分の存在、自分の言葉のひとかけらでも、まわりの人の役に立ったという実感が、「出て行け」と言われ「死ね」と言われ、存在する場所を失っていた者が、苦しみの果てに見いだした結論でした。

　まさに、まわりの人の幸せや、便利さのために行動する、という森田正馬の思想に彼女は死の淵でたどり着いたのでした。

　発見会に入会間もないころ、「私は恵子さんのために祈ることしかできないでごめんなさい、でも一生懸命祈りますね」「伊藤さんが早く苦しみから解放されることを願っています」などと書かれた会員である仲間たちからの手紙を何度も読み返し、どのくらい涙を流したかわからない、同じ苦しみを経験した者だからこそわかるものなのだと、彼女は言います。

　また、集談会で小さな成功を報告すると、自分のことのように「良かったわねえ」と心から喜んでくれるので嬉しい、他の社会ではありえないことで、発見会なればこそ、と感謝しています。

　神経症を治すという目標だけでなく、ライフワークとして発見会活動を自らのなかに位置づけ、同じ苦しみを背負う人たちのために、自分のできることを進めていきたいと体験記を結んでいます。

森田正馬は「治った人は治らぬ人を見て何とか治してあげようとじれったくてたまらないと思う」と言っていますが、その言葉通りの生きる道を彼女は発見したのです。

以来、彼女は仙台の集談会に毎月参加し、連絡係り、会場予約の地味な仕事から、個人相談や代表幹事など中心的な役割を「人の幸せのために」と、心に念じながら活動しています。

そんな彼女を慕って、全国から今も相談する人が後を絶たず、遠く他府県から仙台まで訪ねてくる人もいます。手紙で相談をする人も少なからずいて、そのつど彼女は仕事の合間をぬって、あるいは深夜机に向かい、丁寧な返事を書き送っています。

さらに、社会的欲求の強い彼女は、発見会活動に入る前から女性ユニオンの役員もして、セクハラやDVに悩む女性の支援など、女性運動にも積極的に関与しています。

探究心の旺盛《おうせい》な彼女は、専門の学術分野で、女性としては初めてとなる表彰を受けるなど、その躍動的な活躍には目を瞠《みは》るものがあります。

彼女は心底《しんそこ》、森田正馬の言葉によって救われ、生活の発見会によって人間的にも成長できたと、信じています。それは、前章までに紹介した多くの神経症者たちにも共通します。

生活の発見会はそのように悩む人たちのために、互いに支え合い、学びながら、よりよい明日のために活動しているのです。

解説──森田療法と回復の物語

北西憲二（森田療法研究所／北西クリニック）

はじめに

森田療法には物語がないといわれる。それは入院森田療法において、治療者が不問（症状や治療上の不満などを取り上げないこと）と治療の場での行動実践を重視したからである。しかし森田の時代から、彼の入院治療を受けた人たちが残した日記などから、回復の物語を読み取ることができる。たとえば、森田自身が初めて対人恐怖の治療に成功した根岸症例の経過は波乱に富み、みごとな回復の物語となっている(1)。

森田が入院森田療法を創始したのが一九一九年である。そこから遅れること十年の一九二九年十二月に形外会が発足した。形外会とは、森田の入院治療を受けた人たちが集まってお互いの経験を語り合い、それについて森田自身が解説するという形式の会合である。のちに外来、入院中の者も加わり、森田の死の一年前まで続いた。そこでは、従来の不問という森田療法のイメージを超えて、入院患者、退院患者、外来患者などが集まり、各々の経験を語り合い、分かち合い、学び合い、そしてそれが回復への道筋を示すものとなっていった。そこに豊かな回復の物語が数多く語られている（『森田正馬全集 第五巻』）。それは、森田の著作の中でも私自身、最も愛読するものの一つである。

本書に寄せられた手記も、それぞれみごとな回復の物語となっている。このような回復の物語を読み取り、共有することが、現代における森田療法にとって喫緊の要事である。

ここではまず物語（ストーリー）と語り（ナラティヴ）について述べ、そうした視点から森田正馬の生涯、そして森田療法とここに述べられている回復の物語の解説を試み、そして生活の発見会の現代的意義について述べてみたい。

精神療法と物語（ストーリー）と語ること（ナラティヴ）

社会学から始まり、精神療法や医療、心理学、社会福祉学に大きな影響を与えているものに社会構成主義がある。これは「われわれの現実観は私たちの用いている言語体系によって導かれ、同時にそれによって制約される(2)」というものである。そして物語（ストーリー）とは、「自分の経験を枠づける意味のまとまり」と定義でき(3)、人間の意図の変遷を扱うのである(4)。これには、ある人の人生を支配してきたドミナント・ストーリーとその支配がゆらいだときに現れるオルタナティヴ・ストーリーがある。

また、ナラティヴとは語りと物語の双方を意味するが、ここではナラティヴを「語り」、ストーリーを「物語」として、私たちはそれによって生きた経験を解釈し、それを通して人生を生きる、と理解する[3]。

物語の一般的な構造とは、「ある安定した状態からはじまり、それが破られ、危機に終わる。もっともその危機は救済、つまり周期の循環による開かれた可能性によって終結する」[4]。あるいは、「そこには、いつもプロットに緊張を与えるような苦難があり、これにひきつづいて、なんとかしなければならない危機、転機、エピファニー（奇跡的現象、あるいは啓示）があり、沈黙が破られる。そして、これが変身、生き残りとおそらく克服へとつながる。レイプ・ストーリー、回復のストーリー、カミングアウト・ストーリーはいずれも最小限、これを共通に持っている」[5]。本書で述べられている回復の物語もこのような観点から理解可能である。

私たちは慢性的な困難、あるいは危機に直面したとき、それをどのように物語ることができるのであろうか。

一つは、病に苦しむ人たちは自らの苦悩に耐えかねて、硬い言葉に裏付けられた規範（言説）で自らを縛るという生の様式（生き方）を取りやすい。これがいわゆるドミナント・ストーリーで、ここでの語りは同じ話の繰り返しである。そこでは生きた人生の経験、自らの実感で語るべき経験が排除され、それがそこからの回復を妨げている。

もう一つは、その危機に圧倒され、その経験を意味のあるまとまりとして受け入れることができず、混乱する状態である。これは急性の混乱状態ともいえ、そこでの早すぎる意味づけ、解釈、つまりストーリーの押しつけによって新たなるドミナント・ストーリーを作ってしまう可能性がある。

慢性的な困難、危機のもとでは、私たちはドミナント・ストーリーとその背後にある家族的、社会的、文化的言説に縛られてしまう。それがさまざまな出会い、転機、そしてエピファニーなどを通して私たちにオルタナティヴ・ストーリーを語らせ、そこで初めて苦悩を自己の人生の経験に組み入れ、その意味を理解できるようになるのである。

このナラティヴ（語ること）とは語り手、受け手相互の信頼と共感に基づいた関係の中から生まれてくるものである。

回復の物語とは、その当事者が慢性的困難、危機を援助者（ここでは生活の発見会会員同士）に支えられながら、その過酷な経験を物語として作っていく作業である。そこでの援助者は、当事者と共感をもって共にゆれながら、その経験をまとめ、受け入れていく過程を一緒に歩むのである。そこで初めて転機が訪れ、それまでのドミナント・ストーリーが終わってオルタナティヴ・ストーリーが始まる——ここに発見会活動の現代的意義があり、そのような援助者が要請されているという課題がある。

森田正馬の生と死——回復の物語として

森田正馬の生涯についてはすでに述べたことがあるので、ここではできるだけ、簡略に記すことにする。

森田正馬は、森田家の長男として高知県に生れた。その背景はやや複雑である。父正文は、二十一歳のときに森田家の養子となり、正馬の母亀女と結婚した。妻より四歳年下であった。父親は教育熱心で躾《しつけ》もやかましく、小学校時代の彼に厳しく接し、その父への反発、反抗が彼の青年期をさまざまな形で彩《いろど》ることになる。正馬は過保護な母親と厳格で支配的な父親のもとで「特別な子」として育った。家族間の葛藤が、彼の神経症を準備したものと思われる。

幼少時期から活発で好奇心が強い反面、かなり神経質であった。この幼少期のあり方は素質といってよいが、彼の神経症終息後の生き方にそのまま表現される。

正馬はその生涯において、二つの人生上の危機である病と喪失を経験し、それが生きることに対する深い自覚をもたらして、彼の治療論の骨格をなすことになった。一つは子供の頃からの神経症性障害であり、他は彼が愛してやまなかった息子の死である。また、息子の死の前に彼自身が死線をさまよう大病も経験している。そのような体験からの回復の物語は、森田療法が準備する回復とそのまま重なり、私たちの生き方・死に方を考える手がかりともなるのである。

死の恐怖と喪失体験

正馬は九歳のときにお寺の地獄絵を見て、死の恐怖に悩み、以後彼の人生のテーマは「死を恐れざること」を追求することになった。思春期からのさまざまな心身の不調はさらなる恐怖を生むもととなり、彼はそれらにとらわれ、苦しんだ。

その解決のために一八九八年（二十五歳）、東京帝国大学医学部に入学した。大学入学後も相変わらずさまざまな身体症状にとらわれ、内科で神経衰弱及び脚気の診断を下され、服薬していたが、捗々《はかばか》しくなかった。進級試験を前に悶々として勉強に身が入らず悩んでいたとき、たまたま父からの学費の送金が遅れたことを森田は誤解した。父親に対する反感、憤懣が自分の苦境とあいまって爆発する。森田は父親へのあてつけもあって必死の思いで開き直り、それまで飲んでいた薬や治療を一切止めた。そして、とりあえず目の前の課題であった試験勉強に打ち込んだ。そうして驚くべき体験をしたのである。彼を長年にわたって悩ませ、苦しめてきた神経衰弱や脚気の症状は軽快し、試験の成績も意外に良いものに終わった。恐怖に入り込むこと（恐怖突入）と必死必生の思いが神経症的不安へのとらわれに大きな心理的変化をもたらすことを、彼はみずからの体験から知ったのである。

しかし彼が「死を恐れざること」（ドミナント・ストーリー）から解放され、「死は恐れざるを得ない」（オルタナティヴ・ストーリー）という自覚に達したのは中年期に入ってからであった。なぜこのような自覚が得られたのか、彼は何も述べていない。おそらくさまざまな治療上の挫折、行き詰まり、そして自ら死に直面するような大病の経験、そして最愛の息子を失うという喪失などを経て、この自覚に達したものと思われる。正馬はこの喪失体験をどのように受け入れていったただろうか。

一九三〇年十月三日に愛息正一郎が永眠した直後の十一月九日、第七回形外会で、五十六歳の正馬は患者や弟子たちの要請により自らの経験を語り出す。悲しいままに聞き手の前で語り、泣き、そしてその追悼の記を書き続けた。正一郎の生まれたときからの発達の記録（森田は記録魔であった）、病気の記録、さまざまな手紙などから正一郎の人生を綿密にたどっていった。この作業は約一年続き、「神経質」誌に発表された。この作業を通して喪失を事実として認め、受け入れようとしたのである。

死は当然悲しい。どうすることも出来ない。絶対であって比較はない。繰り言をいうほど悲しみは深くなる。……最も忌むことは、思想の矛盾、悪知と称して、我々の行為を一定の型にはめる事である。(6)

正一郎の死にともなう悲しみは、自然であり、どうしようもないものであるという。しかもそれをあれこれと操作すること（思想の矛盾）をあきらめることから、本来の生き方が見えてくるというのである。

そして正馬自身が示したように、苦悩に満ちた喪失をありのままに受け入れるという困難な作業を成し遂げるには、その事実に直面し、自らを語ること（あるいは書くこと）と共感的な聞き手（読み手）を必要とする。

自分の跡継ぎと恃《たの》み分身ともいえる息子の死、その喪失の事実をそのまま認め、受け入れるという喪の作業が、人生の事実に対する深い洞察と生きる欲望の自覚をもたらした。これが語り（ナラティヴ）の基本的構造であり、これがあってはじめて物語の変換が容易になるのである。その喪失経験を語った一年後の形外会で森田は次のように述べる。

赤面恐怖でいえば、人に笑われるのがいや、負けたくない、偉くなりたい、とかいうのは、みな我々の純なる心である。理論以上のもので、自分でこれをどうする事もできない。

私自身についていえば、私はこれを否定する事も圧服する事もできない。私はこれをひっくるめて、「欲望はこれをあきらめる事はできぬ」と申して置きます。これで、私はこの事と「死は恐れざるを得ず」との二つの公式が、私の自覚から得た動かすべからざる事実であります。(7)

苦悩は苦悩として、悲しみは悲しみとしてそれになりきることが、生きる欲望の深い自覚と発揮をもたらし、それがまた喪失経験やそれに伴う苦悩の受け入れを可能にする。これが喪失と生成、究極的には死と生のダイナミズムであり、あるがままの経験である。(8)

私たちが苦悩を受け入れ、自らの生きる力に気づき、それを発揮していくプロセスを共感的な聞き手、読み手を得て語ること、書くこと（ナラティヴ）が回復を促進する。それが、私たちを縛っていた苦悩の物語（ドミナント・ストーリー）から回復の物語（オルタナティブ・ストーリー）への転換を可能にするのである。

死生観

正馬は最愛の息子を亡くしたばかりか、自宅で治療を行っていた彼の片腕でもあった妻久亥《ひさい》を一九三五年に亡くし、一九三八年一月十九日には母の死をも経験する。病床にあった彼はひたすら悲しみ、泣く。そしてその後を追うように、同年四月十二日に享年六十四歳で世を去った。彼は死に臨んでの心境、一人称の死を迎える体験を当直医に述べ、筆記させる。

僕は生まれるときと同じ心持ちで死ぬる。その事実をみてごらんなさい。僕は自由自在に泣きもし、怒りもする……偉人や天才や高僧の死の場合、いかに苦悩と虚偽にみちていることか。凡人の死は随分気楽なものだ。(9)

あるいは手伝いの人に次のように語る。

「人間は生まれた時は、おぎゃあおぎゃあと泣き、あーんと言って泣くよ。今日の僕でわかったでしょう。あれだけ思いきって泣けるものはないよ」

「いくらあるがままといったって、僕ぐらいあけっぱなしに泣けるものはないよ……」(10)

正馬の死への向き合い方は、彼の喪失体験、身近な人たちの死を受け入れた経験とよく似ていることに注目すべきであろう。彼は息子、妻、母の死をありのままに、手放しで悲しみ、その苦しみそのものになりきり、そこからその時々の生のあり方をつかんでいったのである。これはそのまま死の直前の彼のあり方そのものである。

最晩年に到達したその死生観は、森田療法の鍵概念である「あるがまま」であり、あるがままに生き、そしてあるがままに死んでいったのである。

森田療法の基本的考え方

森田療法は一九九〇年代から大きな転換期を迎えた。そこにはさまざまな事情があるが、治療システムは入院森田療法から外来森田療法へと変化していった。それは不問と治療の場での行為的経験の重視から、対話的精神療法への転換を意味した。対話を求める時代的要請でもあり、治療を求める人たちに即応した精神療法を作っていく必要も生じてきたのである。そこで重視されるのは、もう一度森田療法の基本的考え方を確認し、それを日常生活における実践という形で学び取っていくことであろう。

神経症の成因をめぐって

森田正馬が想定した神経質発症のメカニズムは単純である。彼は神経質（病）＝ヒポコンドリー性基調（素質）×機会（何かにつけて病覚を気にするようになった事情）×精神交互作用（病因）としたのである。[11]

「神経質はヒポコンドリー性の基調から、つねに自分が心身虚弱であると心配して居るから、全て物に当たり、事をなすにも、予期感情を伴う事が強く」と神経質性格の基調（精神的素質）を定め、それを基盤に、「人が日常有りがちな事をついつい感覚するとともに、之を病的に非ずやと疑い、一度この疑いが起これば、注意が常にこの方に引付けられ、為に微細に且つ益々感覚するようになり、従って注意は益々この方に過敏となり、感覚は益々鋭敏となる（精神交互作用[12]）」

森田はさらに治療の原理として「思想の矛盾」を挙げた[12]。これは治療の原理というよりは神経質の症状形成に深く関係し、外来森田療法ではその対処が重要となる。思想の矛盾とは、かくありたい、こうならねばならぬと思想することと、事実すなわちその予想する結果とが反対となり、矛盾することに対して森田が名付けたものである。以下本論では「かくあるべし」という思考を「べき」思考と呼ぶ。もともと私たちの身体と精神的活動は自然な現象である。人為（「べき」思考）によってこれを左右することはできない。ところが、人々は当然のようにすべてこれを自己の意のままに、自由に支配できると信じている。私たちの不快な感情・感覚・観念を抑圧、排除しようと努めると、不快な感情などはますます気になり、精神交互作用により固着してしまう。この人為（「べき」思考）が、悪循環のもとを作り、かつそれを持続させる原動力となっている。いわば反自然的な人間のあり方を示しているとも理解できる[8]。

自然論——思想の矛盾との対比から

森田療法では、世界に関わるときに生じる身体レベルを巻き込んだ不快な感情反応（不安、恐怖、抑うつなど）は自然なもので、それ自体何ら病理的ではないと考える。感情反応の基礎は一方で素質に基づき、他方では生育歴で準備される。それを「あってはならないもの」（「べき」思考／思想の矛盾）と決めつけ、何とか排除しようとするときに悪循環が形成される。したがって、治療は本来自然な反応である心身の反応のありのままの受容を目指し、そうした反応との関わり方（認識や行動、注意のあり方）への介入、修正を必要とする。

恐怖と欲望

森田は、「我々の最も根本的の恐怖は、死の恐怖であって、それは表から見れば、生きたいという欲望であります」と述べた[11]。

欲望と恐怖は相対的であるが、一方対立的ともなる。人が悩み出すと、その恐怖にとらわれ、それを取り除くこと（「べき」思考）に汲々としてしまい、それが悪循環を持続させる原動力となる。恐怖は恐怖として、欲望は欲望としてそのまま感じられるように単純化し、相互の拮抗し、調和した関係を取り戻すことが治療の目標となる。

とくに外来森田療法では、治療者は生の欲望に常に注意を払い、それを自覚し発揮できるよう援助することを心がける。

すべての問題は関係のなかから生じてくる

森田療法ではすべての心身領域にまたがる苦悩、不調などは、感情（不安、恐怖、抑うつ、怒りなど）、認識、行動、注意の連鎖から生じてくると理解する。そしてその苦悩に対して、原因を追求するのではなく、お互いの関係のあり方を問う。その代表が悪循環であり、悪循環を打破することが解決になる。

森田療法の対象の特徴

森田療法の対象となる人たちの症状や性格などの特徴として、次のような点が挙げられる[1]。
まず悩みが自我違和的（自分で深く悩んでいること）で、現実検討力をある程度持ち、自らの性格、症状などのために環境に適応できないと考えている[3]。

症状構成（とらわれ／悪循環）の機制として、

・精神交互作用（悪循環）――注意と感覚（症状）の相互賦活による感覚（症状）の鮮明化と注意の固着、注意の狭窄という悪循環過程が存在すること

・思想の矛盾（反自然的なあり方）――症状除去の姿勢（この症状さえなかったら、自分は望むことができると考えること）と「かくあるべし、理想」（理想の自己／「べき」思考に代表されるかくあるべき自己）と「かくある現実」（現実の自己）とのギャップが存在する。

性格特徴として、けっして弱々しく内向的、神経質、心配性というだけでなく、他方にはプライドの高さ、負けず嫌い、完全欲、向上心、克己心など生きる力の極端な表現形が存在する。その弱さと強さの相克、不均衡が、現実世界との関わりで葛藤を持ちやすくするものと考えられる。つまり、そうした不均衡、相克が相まって頑固な症状を形成するものと考えられる。

神経質の陶冶とは、自分の持つ弱さをありのままに認め、受け入れることで、極端なプライドの高さ、負けず嫌い、完全欲などが修正され、その人らしい生き方、個性が現れてくることである。

あるがままと治ること

①第一段階＝回復への第一歩

「気分の悪いまま、こらえて働く」これができ出したら、修養の程度でいえば小学卒業というところです。

森田は治ることについて、三つの段階を想定している[13]。右はその第一段階で、不安を持ちながら目の前のことに取り組むという、森田療法の治療原則をある程度身につけた段階である。まだ頭でっかちな自己意識（「べき」思考）が時に頭をもたげ、人生上の出来事、他者との葛藤から、後戻りすることもあり得る段階である。

この治療原則を何とか持ちながら生活していくうちに、次第に第二段階につながっていく。

②第二段階＝あるがまま（あきらめることと自分として生きること）

「気分の悪い時は、いやなものである。また気分のよい時は、朗らかなものである」という事実をそのままに認める事は、諸行無常という事実を認めると同様であって、この程度が中学卒業に相当する。このように「事実唯真」の動かすべからざる事を知れば、いまさらいやなものを朗らかにしたり、無常を恒常のものに見替えたり、相対を絶対にしたりする不可能な精神葛藤がなくなるから、ただそれだけで非常に安楽である。

この時期は、いくつかの症状は意識されるが、それを不安と感じることなく活動的な生活をしている段階といえる。ここでは自己の生き方をめぐって、時にゆれながら「べき」思考を修正し、現実の自己をありのままに受け入れつつある段階であろう。自分の不快な感情、現実、他者との関係などを価値づけしないこと、それを何とか思いどおりにコントロールすることを断念するという重要な認識の変化を伴っている。

そこでは自らの苦悩を自らのものとして引き受け、苦悩自体が人生上の意味を持つようになっていく。あるいは、苦悩がその人を成長もさせていく力、本来の苦悩となる。

それとともに、素直な生きる力、生きる欲望がそのままに感じられ、それに乗って行動することが可能になっていく。臨床的にはこの段階が全治である。

この治ることに関して、高良武久が重要な指摘をしている。

対人恐怖がなおれば、対人関係において抵抗感やきゅうくつな思いがまったくなくなるものと思っている人がいることである。これは、正常人として、あるていどの対人恐怖的心理はわれわれの生活の上で必要なものであり、恐怖症がなおってもこれがまったくなくなるわけではない。……対人恐怖がなおるというのは、対人恐怖的とらわれがなくなるということであって、人間性としてあるべき対人配慮や、あるていどの対人的緊張感などが全くなくなることを意味するのではない(14)。

これは、きわめて実際的な観点である。また治るということは必ずその人に成長、変化が起こっているわけで、それ自体が私たちの人生同様に流動的である。

③第三段階＝自在な境地（生かされている自分）

この苦楽の評価の拘泥を超越して、ただ現実における、我々の「生命の躍動」そのものになりきって行く事ができれば、それが大学卒業程度のものでもあろうか。「善悪不離・苦楽共存」とかいうのもこの事である。

そしてそれらをまとめ、「以上説明したところにより、世の中の現実で、誰もが人並みにそうやっているところの『苦しいままに働く』、それが小学程度、次に『苦しい事はいやである』そのままの事実を認識するのが中学程度、さらに『いやとか好きとかの名目を超越した』のが大学程度である。」

これが実存的段階で、自在な生き方をしている時期である。「べき」思考に基づくやりくりを抜けて、その世界そのものを経験し、行動していけるようになる。いわばその時々の流れに任せて、自在に生きる様相である。この実存的段階は、死と生の問題に直面した人たちあるいは人生の晩年に掴むことができる境地であろう。

不安の病——その成因と回復の物語

今、世界に三百を超える精神療法の学派があるといわれる。そしてそれぞれの学派がそれぞれの立場から、不安や抑うつの原因を述べ、その解決を提案している。

ここではこれまでの森田学派の立場を踏まえ、本書に収録されている十二名のインタビューと手記によって、神経症の原因、そこからの解決を述べることにしよう。なお、これらの手記は、以前私が生活の発見会会員の方々に聞き取り調査を行い、その回復の物語をライフ・ヒストリーの観点から解析したもの(8)とも共通するところがあるので、そちらも参照しつつ述べていきたい。

森田療法の基本的な考え方は前項で述べたが、それは抽象化されたもので、神経症者の経験に即したものではない。ここで、それらの考え方を回復の物語に読み替える作業をすることから、神経症の成因と回復をめぐる物語を明らかにしていこう。

森田自身は神経症（神経質）を素質としたが、現代の医学では、素質と環境の相互作業から不安の病が生じるものと理解されている。

ここでいう素質とは単に固定的で決定的なものではない。たとえば、対人不安、恐怖で悩んでいるものは、対人的繊細さを持つが、それがとらわれの方向に向けば、人にどう思われるのか、人に受け入れられるのかと過敏になり、人の言動に傷つき、振りまわされてしまう。それが自分を生かす方向へと向いていけば、細やかな対人配慮、人好きで人なつっこいなどと表現される。

あるいは細かなことが気になる心配性の人は、そのとらわれから脱すれば、慎重で物事を粘り強く成し遂げる人となるのである。いわばとらわれ、こだわりの方向を自己や他者に過度に向けずに、その人本来の生き方へと転換していけばよいのである。これが回復の物語である。

では、不安になりやすく、それにこだわり、とらわれやすい人とはどのような生活史（ライフ・ヒストリー）を持ち、それがどのように発展して、とらわれ、そしてそこから脱していったのであろうか。個々の経験については本文を読んでいただくとして、ここではその人生を三つの相に分けて述べてみる。その前に、自然な生き方と反自然な生き方についてのイメージを共有しておきたいので、次頁に簡単な図を示しておこう。

不安で悩む人たちは、懸命に生きてきた人たちである。私はその人生に耳を傾けるときには「よくやってきましたね」と素直な気持ちでねぎらう。その困難な人生に共感するのである。ここで私が実際にイメージするのは、逆三角形の自己のあり方を示した図である。

肥大した自己意識（「頑張らなくてはいけない」「よい子でないといけない」「しっかりしないといけない」「人に嫌な思いをさせてはいけない」などと自分を縛っている「べき」思考）と卑小化した自然な身体性（感覚、感性、感情、欲望、身体的行為）や私たちの内的自然（いのち）からなる逆三角形である。過度の緊張を強いられ、環境に適応しようと受け身で汲々となっている状態でもある。

このような逆三角形は、生活史で準備され、思春期から青年期、成人期の危機でより鋭い形とな

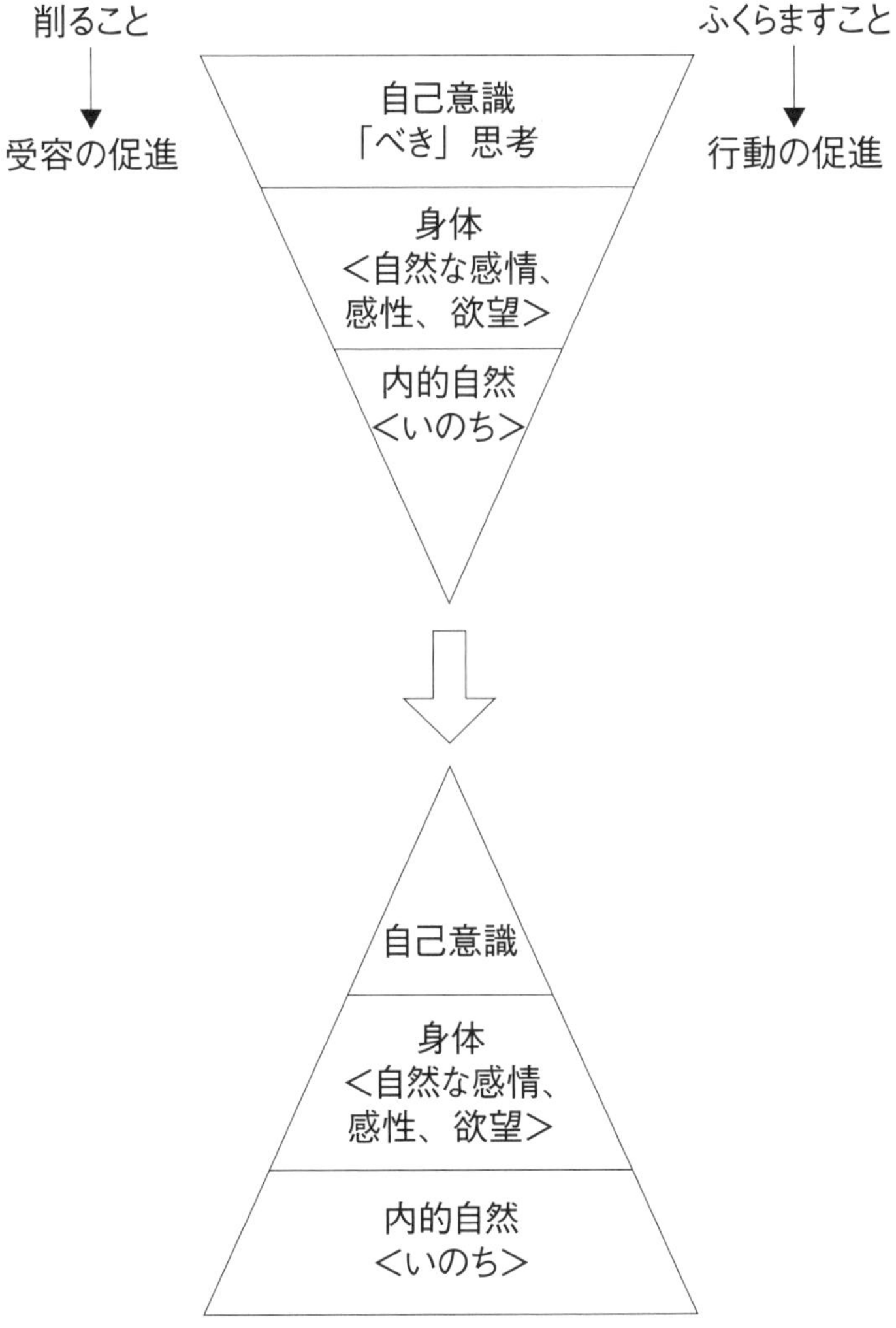

不安な自己と自然な自己——生き方の転換

っていく。その破局がいわば不安、恐怖、抑うつ、心身症、痛み、パニック、怒りなどの表現をとる。

回復とは、この逆三角形を自然な三角形に戻す作業であり、そのプロセスが回復の物語となる。このようなことをイメージしながら個々のインタビューと手記を読んでもらうと、より理解が深まるであろう。

さて、実際にはどのような物語がここで語られているのだろうか。

第1相　危機を準備するもの＝ほころび

ここで述べられている十二名の思春期は、それぞれが波乱に富んだものである。家族の葛藤（厳しい親、兄弟葛藤、比較されること）や不安定な家族環境などを経験している。あるいは親自身が神経質、神経症的傾向を持っていることもまれではない。

このような家族関係の特徴から、学童期から青年期にかけての対人関係、社会的場面で受け身となり、環境（とくに家族）での「規範」（「べき」思考）を取り入れようとする傾向が見て取れる。

この「規範」（「べき」思考）は頭でっかちに自己を規定し、女性ではよい子、男性では男らしさを「かくあるべき」姿として自己規定する。しかも、不安の病に悩む人たちは、受け身で消極的なだけではない。男女とも、他者と自分を比較するなかで劣等感と負けず嫌いの間でゆれるのである。

しかしこの「規範」があるからこそ、ある時期までは社会的適応を保つことが可能なのである。

「恥ずかしがる事を以て、自らふがいない事と考え、恥ずかしがらないようにと苦心する『負けおしみ(15)』」という、自己の不安定さを何とか乗り越えようとする生きる力が共通して見いだせるのである。

性格特徴として述べた弱さと強気の相克、不均衡があり、自己の対人的繊細さと受け身的なあり方を苦悩する姿をここに見いだすことができ、これを解決することが不安の病の人たちの人生の課題となるのである。さきほども述べたように、そうした相克と不均衡は生活環境に関わるときの不安、傷つきやすさ、不全感（現実の自己、不快な心身の反応や内的自然）を受け入れられずに「かくあってはならない」とする自己意識（理想の自己、「べき」思考）との間の不調和として理解できる。逆三角形の自己の構造が、この局面に準備されることになる。

この〈ほころび〉はその人の人生の序曲で、それが大きければ青年期早期に、小さければ成人期に危機に遭遇することになる。いずれにせよ、不安定な自己を保ちながら、必死に生きようとする姿がここから浮かび上がってくる。さて、小さな〈ほころび〉を抱えた人たちは、やがて思春期から青年期、さらに成人期にかけて世界の広がりという人生上の変化を経験することになる。

第2相　発症と長引く苦難＝ゆれ

青年期、成人期に人生が変化し、関わる世界が広がり、そこでの役割が変化するなかで、〈ゆれ〉の局面が現れてくる。そこでは逆三角形の自己のあり方がより極端になり、その危機の表現形として症状が出現する。その変化とは、職場のトラウマ、受験のストレス、同級生との軋轢、いじめ、環境の変化などである。したがって症状とは、心身が悲鳴を上げ、「このような反自然的な生き方ではもう無理ですよ」という警告、サインとも理解できる。

しかし、神経症者はこの苦悩に満ちた症状（不安、恐怖など）に対して、何らかの「対処・戦略」を取ろうとする。その「対処・戦略」は、社会的関係からの部分的引きこもり、配偶者や身近な他者への依存、医療（薬物療法／入院森田療法など）の援助を求めること、などである。

一方、その症状をなんとか克服しようとする試みもなされる。しかしその努力は残念ながら神経症者を逆に追い詰めてしまう。苦悩から逃げたい、克服したいというあがきでその苦悩はむしろさらに増大し、ゆれて、そして行き詰まる。時に、どん底状態を経験し、そこから新たな局面が出てくる。

第3相　決断と行動の変容＝引き受け

①「踏み出しと出会い」——新しい治療環境に入ること

自分のそれまでのやり方に行き詰まった神経症者は新しい治療的環境に踏み出す。それが新しい出会いをもたらす。ここでインタビューに応じ手記を書いている十二名すべてが、行き詰まり、森田療法と出会い、そして発見会に入会を決断し、そこで新しい出会いを得ることができた。

このようにそれまでの苦悩への「対処・戦略」に行き詰まり、新しい治療的環境に入ろうと踏み出すことから回復の物語は始まっていく。

そこで一人あるいは数人の指導者、先輩たちと出会い、その人たちが回復の導き手となる。同じように悩む仲間たちとの出会いは、神経症者にとって「他者による受容」の経験（自分の悩みを受け入れられる、悩んでいるのは自分だけではないという感覚）を伴う。これが「自己受容」につながっていく。

②行動の変容

神経症者はその環境で支えられ（「他者による受容」）、他方「行動の変容」を助言される。その代表的な助言として「行動の原則」（不安・葛藤をそのままとして、その時々の必要な行動に注意を向けていく）を挙げることができる。それは、これまでの回避的、依存的な日常生活での行動を変化させるだけでなく、これまで執着していた症状を取ることをある程度あきらめること（症状をそのままに、受容の促進）と対になっていることに注意を向ける必要があろう。

このような「行動の変容」は他者に自らの経験を語ること（ナラティヴ）と書くこと（体験記、日記療法）を通して促進される。そしてこれらのプロセスを通して、症状が次第に軽減し、その年代にふさわしい社会的機能の獲得がなされるようになってくる。このような変化は、治ることの〈第二段階〉に該当し、一般に成人期から中年期に起こってくる。

以上が神経症者の回復の物語であり、第1相がドミナント・ストーリーであり、第2相が危機と転機であり、第3相がオルタナティヴ・ストーリーとなる。

生活の発見会の現代的意義

回復の物語を失った時代と生活の発見会

神経症（不安障害）では、二つのことが一九九〇年代から顕著な傾向として認められるようになった。ひとつは薬物療法がその治療の第一選択となってきたことで、それには次のような事情がある。まず神経症概念がＤＳＭ－Ⅲで解体され、心因概念が放棄され、不安障害とその関連障害という形で記述されるようになった[16]。そして脳科学の発展とともに、細分化された病名が登場し、それに対応した生物学的な基盤が主張されるようになった。とくに一九九〇年代に登場したＳＳＲＩ（選択的セロトニン再取り込み阻害剤）は、その名が示すようにセロトニン経路に選択的に働き、副作用も少ないので「きれいな」薬と呼ばれて幅広い対象に効果を持ち、アメリカをはじめ多くの国で熱狂的に迎えられ、広く用いられるようになった。

社会不安障害（人前での恐怖）、全般性不安障害（過度の心配性）、ＰＴＳＤ（人生のつらい出来事と結びついた反応）、急性ストレス性障害（急性に起こる人生の出来事への反応）、適応障害（環境からのストレスに対する心理的な反応）などは、私たちが生きていくにあたって体験する人生の苦悩と結びつくだけに、際限なく範囲を広げることが可能である。

私は安易な不安障害や気分障害の概念や治療対象の拡大、あるいはサブクリニカルな例への治療の拡大、とくに薬物療法の対象とすること、つまり医療化することには危惧の念を抱いている[8]。

この問題は、病あるいは私たちが生きていくにあたっての苦悩を脳機能不全に還元し、矮小化してしまう危険性をはらんでいる。さらにその苦悩、病を私たちの人生の経験に組み入れ、そこから新しい生き方を模索するという回復の作業が困難となるだろう。私たちの回復には、それらの経験を回復の物語として組み立てることが必要だからである。

もう一つの問題は、いわゆる情報革命によって私たちの関係、コミュニケーションのあり方が劇的に変化したことである。インターネット、スマートフォン（あるいは携帯電話）の普及によって、私たちは情報の海の中で生きることになった。そこでは環境世界、人間関係を直接的に経験することが希薄となり、それぞれが自分の世界に埋没し、それゆえ逆に人の動向に敏感になってきたのである。最近のフェイスブック、ラインなどを通した人との関わりは、そうした傾向にさらに拍車を掛けている。

ここに自助グループである生活の発見会の第一の意義がある。発見会の活動は直接的に人との共感的な関わりの場を提供することが可能である。

人とつながること、回復の物語を準備すること

神田橋條治は、人の自立を幼児の成長過程をモデルにして次のようにまとめた。まず「抱えられ」ついで「認められ」、「自ら認め」そして「お手伝い」「能力や意見を認められ」「認めさせ」「親を抱える」という段階を取る。[17]

自らの苦しみ悩みと悪戦苦闘し、行き詰まった対象者たちが、それまでと違った生き方を求めて決断することから回復のストーリーは始まる。そして他者と出会い、そこで「抱えられ」、「認めら

れ」（他者からの受容）、そこで「行動の変容」が起こってくる。そのような世界への関わりが「自ら認め」（「受容の促進」／自己受容）ることを可能にする。それらをさらに促進することが、自らの経験を伝達することであり（先輩としての助言、体験記）あるいは自助グループでさまざまな役割を果たすことである。それが「お手伝い」「能力や意見が認められ」ることにつながる。ここでの手記から読み取れた回復者のストーリーは、人が成長し、自立していくことにほかならない。つまり不安の病を克服するということは、私たちが成長するという、成長の物語にほかならないのである。

現代とは、人が悩み、成長することが困難な時代でもある。それに対して、適切な場を提供し、そこでの人とのつながりから成長を支援することが必須な時代である。その役割が生活の発見会に求められており、ここに発見会の現代における第二の意義があろう。

参考文献

1　北西憲二『我執の病理　森田療法による「生きること」の探究』（白揚社　２００１）

2　S・マクナミー／K・J・カーゲン「序章」（マクナミー／カーゲン編『ナラティヴ・セラピー　社会構成主義の実践』（野口裕二／野村直樹訳　金剛出版　１９９７）より）

3　D・エプストン／M・ホワイト「書きかえ療法」（『ナラティヴ・セラピー』より）

4　J・ブルナー『可能世界の心理』（田中一彦訳　みすず書房　１９９７）

5　K・プランマー『セクシャル・ストーリーの時代』（桜井厚／好井裕明／小林多寿子訳　新曜社　１９９８）

6　森田正馬「第七回形外会」（高良武久編集代表『森田正馬全集 第五巻』（白揚社　１９３０／１９７５）より）

7　森田正馬「第十二回形外会」（『森田正馬全集 第五巻』より）

8　北西憲二『回復の人間学　森田療法による「生きること」の転換』（白揚社　２０１２）

9　野村章恒『森田正馬評伝』（白揚社　１９７４）

10　瀬戸行子「我が師・森田先生」（森田正馬生誕百年記念事業会編『形外先生言行録　森田正馬の思い出』（白揚社　１９７５）より）

11　森田正馬「神経質の概念」（高良武久編集代表『森田正馬全集 第三巻』（白揚社　１９３２／１９７４）より）

12　森田正馬「神経質及神経衰弱の療法」（高良武久編集代表『森田正馬全集 第一巻』（白揚社　１９３２／１９７４）より）

13　森田正馬「第五十六回形外会」（『森田正馬全集 第五巻』より）

14　高良武久『森田療法のすすめ』（白揚社　１９７６）

15　森田正馬「赤面恐怖症（又は對人恐怖症）と其療法」（『森田正馬全集 第三巻』より）

16　American Psychiatric Association. (1980). *Diagnostic and Statistical Manual of Mental Disorders. Third Edition.* APA, Washington D.C.

17　神田橋條治『精神療法面接のコツ』（岩崎学術出版社　１９９０）

あとがき

「神経症からの回復ってどういうこと？」、「森田療法って？」、「生活の発見会ってどういう会？　回復にどうかかわっているの？」、そして何よりも「私のこの苦しみ・悩みって神経症なの？　だとしたら私も回復するの？」

十二人の神経症（不安障害、あるいは不安症）からの回復を果たした人たちの真実の物語を扱ったこの本を手にし、ここまで読んで下さった皆さんの疑問は多少なりとも解消しただろうか。そして、願わくば前途に希望の光が灯っただろうか。あるいは、とくに神経症とは無縁だけれど、ノンフィクションでもあるこの本に惹かれて読んで下さった方々は、それぞれの人の回復の物語に何かを感じ何かを学んでいただけただろうか。

この本は、神経症にもがき苦しんだ人たちが森田療法と私たちの会に出会って、神経症から回復し、人間としても成長を遂げた真実の記録、「回復の物語」を扱っている。

私たちの会が今の形でスタートしたのは昭和四十五年（一九七〇年）であるから、四十四年の歴史を持っている。私たちの会の前身は、本書で紹介されているように、故水谷啓二先生が昭和三十一年（一九五六年）に始めた「啓心会」であるから、そこから数えると六十年近い歴史があることになる。そして、その「啓心会」がモデルとしたであろう会が、昭和四年（一九二九年）から昭和十二年（一九三七年）まで森田正馬先生を囲んで開かれていた「形外会」であるから、そこまで遡ると、九十年近い時間が経っていることになる。

その間、「回復の物語」を雑誌「神経質」や会誌「生活の発見」に執筆した回復者は、おそらく千人を大きく超えるのではないだろうか。現在、私たちの会には、およそ二五〇〇人の会員がいるから、いまでも二五〇〇の「回復の物語」があることになる。たとえ、全員が回復したわけではなく一部の人たちが回復の途上にあるにしても、である。これからも多くの方の「回復の物語」が、森田療法をとおして、また私たちの会をとおして紡ぎだされていくことであろう。この本が、いま、神経症に悩み苦しむ人たちの回復の一助となることを心から願っている。

この本は、最初、本会の監事で臨床心理士でもある原田憲明氏によって企画され、私市川と原田が同じく本会会員でありジャーナリストでもある岸見勇美氏に執筆を依頼し、そして森田療法関係の書籍を多数出版されている白揚社さんに出版をお引き受けいただくことで世に送り出されたものである。

この本が出来上がるにあたっては、多くの方にご協力をいただいた。まずは、自らの「回復の物語」を語って取材に協力して下さった十二人の本会の回復者の人たち、ご多用のなか快く解説をお引き受け下さった日本森田療法学会前理事長の北西憲二先生、推薦の言葉をお寄せいただいた同学会現理事長の中村敬先生、同じく同学会理事でひがメンタルクリニック院長の比嘉千賀先生、また、計画段階からご指導ご助言をいただいた株式会社白揚社の常務中村幸慈氏、鷹尾和彦氏、上原弘二氏。ここにお名前を記して感謝申し上げる次第です。

平成二十六年九月　残暑のぶり返した秋の初めに

特定非営利活動法人　生活の発見会・理事長　市川浩孝

「うつ病の現在と森田療法の役割」（講師・中村敬先生）
12月　　　「生活の発見」632号に「生きること死ぬこと」（大原健士郎先生の最終講義）を掲載
12月 4日　（財）メンタルヘルス岡本記念財団・岡本常男会長逝去

2013年（平成25年）

2月 2日　ライフキャリアセミナー（於・東京都北区滝野川会館）、「充実したシニア世代の生き方」（講師・青木羊耳先生）
6月　　　「生活の発見」638号に「森田療法の変遷」（2011年11月19日に行われた高良興生院・森田療法関連資料保存会主催講演会での市川光洋先生の講演）を採録
9月　　　「生活の発見」641号に「甘え理論と森田療法」（2011年12月10日に行われた高良興生院・森田療法関連資料保存会主催講演会での丸山晋先生の講演）を採録
11月 2日　「心の健康セミナー」in 川口（於・川口総合文化センター）、「人前での発言や人づき合いが苦手なかたへ」（講師・中村敬先生）
11月 3日　中部支部「心の健康セミナー」（於・ウインクあいち）、「メンタルヘルスケアと森田療法～抑うつ神経症と心配症の心が晴れる処方」（講師・久保田幹子先生）
11月23日　釧路市民講座「心の健康と森田療法」（於・釧路市生涯学習センター）、「高齢化社会と森田」（講師・難波定喜先生）、「元気モリモリ!?　森田療法」（講師・芦沢健先生）、「うつの復職支援：リワークでワクワク森田」（講師・山田秀世先生）
12月 1日　「心の健康セミナー」in 高知「森田正馬に学ぶ　心の健康法」（於・のいちふれあいセンター）、「生老病死への対処」（講師・北西憲二先生）、「森田正馬の教えに学ぶ生き方指針」（講師・市川浩孝理事長）

2014年（平成26年）

4月　　　「生活の発見」648号に「井上円了と森田正馬」（中山和彦先生）を掲載
7月19日　第9回森田理論ガイダンス学習会を開催（於・本部集会室）

を掲載（鈴木知準先生）

2009年（平成21年）

2月28日 心の健康セミナー（於・東京四谷）、「森田療法の実際と自助グループの活動」講師・中村敬先生、樋之口潤一郎先生、会員の体験発表1名

9月23日 メンタルヘルス岡本記念財団・岡本常男会長を囲む会（三井ガーデンホテル淀屋橋）

2010年（平成22年）

5月 1日 「生活の発見」誌創刊600号記念特集号発刊

5月29日 学習運動40周年記念講演会（於・東京都北区「北とぴあ」）、「悩みの中から掴んだ、生きる力」（講師・伊藤伸二先生）、「森田療法における受容について」（講師・北西憲二先生）

9月12日 水谷啓二先生没後40年追想録『あるがままに導かれて』出版祝賀会開催（於・東京都品川ホテルパシフィック東京）

2011年（平成23年）

1月 40周年記念ゆるキャラ募集。「はっ犬くん」を「生活の発見」誌上で発表

2月27日 第1回森田理論ガイダンス学習会開催（於・本部集会室）

3月27日 第3回岡山心の健康セミナー（於・岡山国際交流センター）、「生命の危機への森田療法による対処」（講師・芦沢健先生）、「ガン・難病における森田療法活用法」（講師・伊丹仁朗先生）

4月25日 40周年記念体験記集「症状からの回復とヘルパーズプリンシプル」発刊

6月12日 女性のための集談会「現代における森田療法の有効性について」（講師・久保田幹子先生）

7月18日 森田療法セミナー（於・東京都北区赤羽会館）、「対人恐怖は自分の症状を告白すれば治る」（講師・黒川順夫先生）

11月23日 中部支部研修会・メンタルヘルス公開講演会、「森田療法と内観療法」（講師・田中誠先生）

2012年（平成24年）

6月 2日 全国研修会（於・東京都文京区・林野会館）、「セルフヘルプ・グループの機能と役割」（「言葉を紡ぐ」という視点から）講師・高松里先生

11月 4日 「心の健康セミナー」in 幕張（於・幕張テクノガーデンA棟）、

2002年（平成14年）

1月25日　第30回新春のつどい「発見会とともに歩む」（講師・坂口実）

5月25日　全国研修会「森田の人間理解と最近の病態が教えるもの」（講師・牛島定信先生）

2003年（平成15年）

1月25日　第31回新春のつどい「森田療法と心の自然治癒力」（講師・増野肇先生）

5月24日　全国研修会　パネルディスカッション「私の森田理論」（於・東京北区教育会館）

2004年（平成16年）

6月15日　東京都より「特定非営利法人　生活の発見会」として認証通知が届き、登記を完了

11月　「新版・森田理論学習要点」を改訂

2005年（平成17年）

1月30日　関西支部研修会（於・大阪市中央公会堂）、「森田理論の理解を深めるということ」（講師・田代信維先生）

6月26日　任意団体としては最後となる第30回総会が開催された

9月〜11月　第100回東京基準型学習会開催（於・事務局集会室）

11月19、20日　「森田式カウンセリング入門講座」（於・クリエイション・コア東大阪／講師・石山一舟先生）

2006年（平成18年）

6月24日　全国研修会（於・東京都北区教育会館）、「森田療法の自助グループとしての発見会の役割」（講師・比嘉千賀先生）、「悩みを抱える人への理解と対応」（講師・北西憲二先生）

9月〜12月　第1回オンライン基準型学習会開催（全国から6名が受講）

2007年（平成19年）

3月21日　森田療法市民講座 in 神戸（於・兵庫県民会館）、「現代人の悩みと森田療法」（講師・北西憲二先生）、「森田療法と自助グループ活動」（講師・横山博理事長）、会員の体験発表2名

11月10日　本部事務局が移転（東京都墨田区吾妻橋2丁目19-4・2F）

11月30日〜12月1日　「純な心」を体得する生き生きワークショップの試み。第25回日本森田療法学会（於・東京京王プラザ）

2008年（平成20年）

2月　「生活の発見」574号に「森田先生に指導されたことども」

生）。２月７日にも同様の講座を開催
1月31日　生活の発見会編『現代に生きる森田正馬のことばＩ』刊行（白揚社）
4月　インターネット・ホームページを一般公開
9月 5日　テーマ別講座「親と子」開催（於・本部／講師・森昭三先生）。10月25日にも同様の講座を開催
10月 1日　第50回保健文化賞を受賞（第一生命保険相互会社主催、後援厚生省他）

1999年（平成11年）

1月23日　新春の集い「神経質というチャンス」講師・森岡洋先生
4月21～23日　第４回国際森田療法学会開催（於・東京虎ノ門パストラル）、大谷鈴与会長、石井丈三相談役、澤口了一理事、星野マサ子支部委員が演題発表。
4月　〈森田療法ビデオ全集「生きる」発行（財団法人メンタルヘルス岡本記念財団）〉
10月　テーマ別講座の小冊子「健やかに老いを生きる」（著者・新福尚岳先生）発行

2000年（平成12年）

1月22日　第28回新春のつどい「森田療法の本質」（講師・藤田千尋先生）
3月31日　テーマ別講座の小冊子「子どもの感じる力と親の姿勢」（著者・森昭三先生）発行
5月20日　30周年記念講演会（関東三支部主催／講師・田代信維先生）。30周年記念出版として生活の発見会編『悩むあなたのままでいい』（白揚社）刊行。その他の各支部においても、後日、記念の講演会、学習会、小冊子の出版等が行われる
10月14日　台湾の「中華民国心身調適愛心会」との交流会開催（於・就労センター「街」）
11月　生活の発見会編『森田式生活法』刊行（白揚社）

2001年（平成13年）

5月26日　全国支部委員・幹事研修会、「悩みの理解と援助、そして私たちの心の成長」（講師・村瀬嘉代子先生）
8月 6日　関西支部委員・幹事研修会、「現代人の悩みと森田療法」（講師・北西憲二先生）
12月　「生活の発見」誌通巻500号

1993年（平成5年）

3月　　　「家族のためのやさしい森田理論ガイド」発行
4月　4日　斉藤光人常任相談役逝去
4月　　　第2回国際森田療法学会・「長谷川洋三追悼シンポジューム」
4月　　　長谷川洋三『あるがままに生き、こころ豊かに老いる』刊行
8月　　　「生活の発見」創刊400号記念特集号発行
10月　　　長谷川洋三『人はなぜ対人関係に悩むのか』刊行（白揚社）
11月　　　故長谷川洋三名誉会長追悼講演会開催（於・北区滝野川会館）

1994年（平成6年）

1月　　　長谷川洋三『生きる工夫』刊行（白揚社）
6月　　　テープ「耳からの森田理論学習シリーズ」（全4巻）発売
7月　　　本部事務局移転（東京都文京区大塚4-41-12）
11月～95年2月　第1回通信型学習会開催

1995年（平成7年）

1月　　　阪神大震災被災地の会員のための義捐金を募集
2月　1日　小冊子「危機の理解と援助」（増野肇先生）発売
4月26日　第3回国際森田療法学会開催（於・北京／演題発表・大谷鈴与理事長、鈴木照代常任理事）
8月　　　常任理事会において「発見会活動の指針」策定

1996年（平成8年）

3月　　　〈渡辺利夫『神経症の時代』が開高健賞を受賞〉
4月　6日　25周年東京公開記念講演会開催（於・茗溪会館／講演・廿楽昌子先生・岡本常男メンタルヘルス岡本記念財団理事長）
6月　1日　学習用小冊子「森田理論学習の実際」発行
6月30日　25周年記念瀬戸内公開講演会開催（於・姫路市市民会館／講演・河野基樹先生、岡本恒夫メンタルヘルス記念財団理事長）
8月17日　研修会「不安な時代をどう生きるか」（講師・渡辺利夫先生）
10月　1日　小冊子「阪神・淡路大震災下の体験から」発行

1997年（平成9年）

10月　7日　WPA会議（世界精神医学連盟国際会議／於・北京）荒川常任理事が参加
11月14日　森田療法ドイツワークショップに横山博副理事長参加

1998年（平成10年）

1月24日　テーマ別講座「老い」開催（於・本部／講師・新福尚武先

5月 1日 斎藤光人・真保弘編著『家族みんなの心の健康法』刊行（教育出版センター）

1986（昭和61年）

5月25日 国際森田カウンセリングセミナー開催

10月 『森田式精神健康法』を三笠書房「知的生き方文庫」として改訂発行

10月 9日 本部事務局移転（文京区小石川4-17-10-101）

1988年（昭和63年）

7月16日 森田正馬没後50年記念行事を高知にて開催。発見会では行事参加を兼ねたツアーを行う

10月 第1回ステップアップ学習会開催

1989年（平成元年）

3月 1日 「森田理論学習シリーズ」ビデオカセット（全8巻）発売

1990年（平成2年）

4月 7日 中国・北京での「森田精神療法の実際・中国語版」出版記念式並びに中国心理衛生協会主催・中日精神衛生学術会に長谷川会長以下13名出席（団長・岡本常夫メンタルヘルス岡本記念財団理事長）

4月20日 第1回国際森田療法学会開催（於・浜松／演者・斉藤光人）

5月 学習運動20周年記念図書『森田理論で自分発見』刊行（白揚社）

8月 「生活の発見」364号に「森田療法について」を掲載（高良興生院院長・阿部亨先生）

9月 「テープによる体験談シリーズ」（全10巻）発売

1991年（平成3年）

1月20日 学習運動20周年記念新春懇話会開催

2月10日 20周年記念京都公開講演会、「生きがいについて」（講演・近藤章久先生）

8月7日～12日 第91回合宿学習会開催（於・足柄寮最終合宿）

10月 斉藤光人『ストレス時代の心の健康法』刊行（福音社）

1992年（平成4年）

9月10日 日中森田療法シンポジュウムに参加（於・天津）

10月30日 第10回森田療法学会（於・高知）で長谷川洋三名誉会長が第1回高良武久賞受賞

11月10日 長谷川洋三名誉会長逝去

6月17日　長谷川洋三『森田式精神健康法』刊行（ビジネス社）

1975年（昭和50年）

1月11日　第1回大阪学習会開催（於・森ノ宮会員連絡所）

8月　5日　石井丈三『手紙相談森田療法』刊行（ビジネス社）

1976年（昭和51年）

12月　1日　「生活の発見」200号記念特集号発行

1977年（昭和52年）

3月　1日　「森田療法普及会」発足（会長・高良武久、事務局長・長谷川洋三）

11月20日　〈「森田療法普及第1回公開講演会開催（於・慈恵医大）〉

1978年（昭和53年）

1月25日　石井丈三『不安からに出発』刊行（ナツメ社）

5月16日　長谷川洋三『心の再発見』刊行（白揚社）

7月10日　斉藤光人『強く生きる』刊行（ナツメ社）

9月　1日　青木薫久『心配性をなおす本』刊行（ＫＫベストセラーズ）

1980年（昭和55年）

3月　「森田理論のほねぐみ」（初心者の学習のために）発行

4月　生活の発見「学習運動10周年記念特集号」発行

9月23日　10周年記念講演会（於・堺市民会館）

10周年記念講演会（於・福岡市都久志会館）

9月27日　10周年記念講演会（於・銀座ガスホール）

1981年（昭和56年）

1月20日　真保弘『自律神経失調症の正体と治し方』刊行（白揚社）

9月　「森田理論のほねぐみ」を「森田理論学習の要点」と改訂

1982年（昭和57年）

1月　生活の発見会編『神経質症は森田理論の学習でなおる』刊行（ナツメ社）

1983年（昭和58年）

11月　1日　〈森田療法学会発足〉

1984年（昭和59年）

10月15日　長谷川洋三『しつけの再発見』刊行（白揚社）

1985年（昭和60年）

4月～86年2月　15周年記念公開講演会を開催（於・府中／福岡／大阪／横浜／名古屋／札幌／浦和／柏／那覇／東京）

4月　1日　「生活の発見」創刊300号学習運動15周年記念特集号発行

生活の発見会略年譜

＊〈　　〉内は当会以外の森田療法関係の特記事項

〈前史〉

1956年（昭和31年）

10月 1日　啓心会の発足（練馬区）。かつて重症の神経症に悩み、森田正馬先生に親しく指導を受け回復した水谷啓二（共同通信論説委員）は、有志とともに本会を創設。この月から隔月に神経質の座談会を開催する

1957年（昭和32年）

「生活の発見」誌（季刊）を創刊

1968年（昭和43年）

7月 1日　「生活の発見」誌通巻100号発行

11月10日　「生活の発見」誌100号記念大会開催（於・新宿大平会館）270名出席

〈生活の発見会発足〉

1970年（昭和45年）

3月19日　主幹水谷啓二、脳出血のため急逝

5月 5日　生活の発見会同人総会の開催。理事会の合議による運営となる。代表理事に長谷川洋三

1971年（昭和46年）

3月 1日　「本部相談室」開設

3月25日　第1回合宿学習会開催（於・埼玉県越生竜穏寺）。講師・長谷川洋三他理事

1972年（昭和47年）

1月16日　朝日新聞日曜版に生活の発見会が紹介される

9月～11月　第1回本部学習会開催（講師・長谷川洋三他理事）

1973年（昭和48年）

1月14日　第1回新春懇話会開催（於・茗渓会館）。講話・高良武久先生、林要一郎先生

2月 4日　朝日新聞日曜版「生きるなかま」欄に活動が紹介される

1974年（昭和49年）

2-9-1（097-520-6662）
櫻井るり香（中央町こころのクリニック／精神神経科） 大分市中央町4-2-16 林興産ビル 2F（097-547-9457）
山田健児（山田クリニック／心療内科・精神科） 大分市府内町 2-3-30 ヴィーナスビル 5F（097-533-2228）
細見潤（ハートピア細見クリニック／精神科）HP 宮崎市橘通西 1 丁目5-3（0985-35-1100）
林良昭（林内科胃腸科病院）HP 鹿児島市武 2-33-8（099-257-6969）
仲本晴男（沖縄県立総合精神保健福祉センター）HP 沖縄県島尻郡南風原町字宮平 212-3（098-888-1443）
仲本政雄（博愛病院／精神科・心療内科）HP 沖縄県島尻郡南風原町字新川 485-1（098-889-4830）
棚原一哉（かなでクリニック） 那覇市久茂地 2-6-20（098-866-6633）

〈九州〉

倉光正春（倉光クリニック／精神科） 福岡市西区姪の浜4-23-7 大産姪浜ビル2F（092-885-1000）

＊**松井隆明**（三善病院／精神科）HP 福岡市東区唐原4-18-15（092-661-1611）

＊**内村英幸**（福岡心身クリニック／精神科）HP 福岡市博多区博多駅前2-17-1 博多プレステージ別館3F（092-477-8181）

＊**田代信維**（松尾病院／精神科／毎週金曜） 北九州市小倉南区葛原高松1-2-30（093-471-7721）

＊**江頭和道**（江頭クリニック／精神科） 北九州市八幡西区折尾1-13-10 大和ビル2F（093-692-6301）

平川重則（蒲池病院／精神科）HP 小郡市小郡1342-1（0942-72-2007）

丸野陽一（丸野クリニック）HP 飯塚市立岩1308-12（0948-25-0188）

中澤武志（聖ルチア病院／精神科） 久留米市津福本町1012（0942-33-1581）

＊**高口憲章**（メンタルクリニック滴水苑／精神科）HP 大牟田市今山3444（0944-56-5566）

田島重吉（米の山病院／小児科） 大牟田市大字今山2324-1（0944-51-3311）

佐藤英輔（佐藤クリニック） 長崎市若葉町10-7（095-847-1566）

松永文保（みどりの園病院／火曜） 諫早市上大渡野町1157-4（0957-25-9011）

松永文保（神宮司クリニック） 諫早市永昌東町15-7（0957-21-6621）

森山研介（森山クリニック／精神科）長崎県佐世保市光月町1-9（0956-22-0033）

小林幹穂（桜が丘病院） 熊本市西区池田3-44-1（096-352-6264）

古賀裕（古賀クリニック／心療内科・精神科） 熊本市中央区本山4-1-43（096-324-1201）

辻村大輔（あさりメンタルクリニック／精神科） 佐賀市水ケ江1-1-7 浜野ビル3F（0952-24-6566）

松口直成（こころクリニック／精神科・心療内科）HP 唐津市紺屋町1668-3（0955-70-1001）

△**田代信維**（帆秋病院／精神科） 大分市大字大分4282-1（097-543-2366）

櫻井政人（櫻井クリニック／精神科・神経科）HP 大分市公園通り

土屋均（土屋診療所／神経科・精神科） 京都市山科区勧修寺柴山 8-109（075-502-4660）

竹村隆太（竹村診療所／精神科）HP 京都市山科区御陵封ジ山町 7-71（075-593-1051）

▽**岡本重慶**（三聖病院 / 精神科）HP 京都市東山区本町 15-787（075-541-3118）

＊**鍋倉正信**（京都百万遍カウンセリング室こころ工房／心理療法士）HP 京都市左京区田中門前町 103-5 パス研ビル 2F（075-791-8202）

吉田司（なら新大宮クリニック／心療内科・神経科・精神科）HP 奈良市芝辻町 4-2-2 新大宮伝宝ビル 6F（0742-35-0022）

柳生隆視（辻野医院／心療内科） 奈良市学園朝日町 2-15（0742-44-2435）

＊**島 基**（しま内科胃腸科クリニック）HP 和歌山市土入 168-52（073-455-6600）

＊**山田秀世**（クリニックわろうだ／隔週月・火曜） 和歌山市西牟婁郡上富田町南紀の台 54-10（0739-33-7555）

＊**大西俊和**（大西神経内科医院／心療内科）HP 西宮市市庭町 9-15（0798-22-1668）

本多正道（本多クリニック／精神科）HP 姫路市駅前町 232 しらさぎ駅前ビル 4F（079-284-3851）

〈中国・四国〉

＊**伊丹仁朗**（すばるクリニック）HP 倉敷市新倉敷駅前 2-29（086-525-8699）

＊**森岡壮充**（森岡神経内科）HP 広島市安佐北区可部南 4-9-17（082-819-0006）

橋本嘉朗（橋本クリニック／心療内科・精神科） 下関市長府江下町 1-24（083-246-2439）

磯島玄（磯島クリニック／心療内科・精神科）HP 高松市常盤町 2-3-6（087-862-5177）

元木啓二（新町診療所／精神科）HP 徳島市中徳島町 2-100（088-625-7556）

＊**石渡静一**（石渡神経科） 松山市湊町 5-2-2 伊予鉄西ビル 2F（089-948-3385）

＊**森田俊児**（愛宕医院／精神科） 高知市愛宕町 1-1-13（088-823-3301）

田中純二（神経科浜松病院） 浜松市中区広沢 2-56-1 （053-454-5361）
＊**鈴木康夫・鈴木芳江**（月照庵クリニック／精神科）HP 浜松市中区上島 2-11-15（053-476-1101）
▽**深沢裕紀・内山彰・南條幸弘**（三島森田病院／精神科・神経科）HP 三島市徳倉 1195-793（055-986-3337）
村主博史（メンタルクリニック掛川）HP 掛川市亀の甲 1-19-16（0537-21-2107）
田部井篤（松崎病院豊橋こころのケアセンター） 豊橋市三本木町字元三本木 20-1（0532-45-1181）
▽**田中誠**（南知多病院／精神科）HP 愛知県知多郡南知多町豊丘孫廻間 86（0569-65-1111）
＊**林吉夫**（林内科クリニック／心療内科）HP 名古屋市中村区名駅南 1-17-28 ミノビル 2F（052-561-5757）

〈近畿〉
＊**黒川順夫**（黒川内科・黒川心理研究所／心療内科全般／完全予約制）HP 豊中市岡上の町 1-6-41（06-6853-1100）
齋藤直巳（斎藤神経科／精神科）HP 大阪市北区角田町 8-47 阪急グランドビル 22F（06-6315-7710）
橋爪誠（橋爪医院） 大阪市都島区都島中通 3-4-5-101（06-4253-3337）
森泉智男（浅香山病院・心理士／事前の問い合せが必要） 堺市今池町 3-3-16（072-229-4882）
＊**仲野實**（ナカノ＊花クリニック／精神科） 堺市東区北野田 48-1（072-234-0879）
中畑俊朗（中畑医院／精神科・心療内科） 和泉市府中町 8-3-27（0725-44-4941）
木下利彦（関西医科大学精神神経科） 守口市文園町 10-15（06-6992-1001）
＊**中野良信**（蒼生病院歯科口腔外科／口腔心身症）HP 門真市北島 288 番地（072-885-1711）
西村信一（にしむら医院／精神神経科） 長岡京市長岡 2 丁目 26-16（075-959-3066）
奥宮祐正（栄仁会新田辺診療所／精神科）HP 京田辺市河原受田 46-1（0774-64-0617）
＊**高橋宏**（高橋医院）HP 京田辺市三山木東角田 6（0774-62-1216）

1-9-1・B1（042-574-7087）

＊**岩木久満子**（顕メンタルクリニック／精神科）HP　八王子市狭間町1682-5（042-663-7613）

〈関東：神奈川県〉

＊**宿谷幸治郎**（宿谷クリニック／精神科）　川崎市高津区溝口3-8-7 第一鈴勝ビル4F（044-833-2373）

清水信（常盤台病院）　横浜市保土ヶ谷区常盤台70-26（045-341-7700）

＊**上野高尚**（上野ストレスケアクリニック／心療内科・精神科）HP　横浜市旭区二俣川2-58 第一清水ハーモニービル2F（045-362-5255）

田部井篤（ヒルサイドクリニック／水・木勤務／予約制）　横浜市港南区上大岡西1-16-19 上大岡エントランスビル3F（045-849-2550）

佐藤隆（さとうクリニック）HP　鎌倉市台5-8-29（0467-43-5220）

＊**高岸泰**（鶴井医院）HP　藤沢市鵠沼桜が岡1-8-14（0466-22-5617）

〈信越・東海・北陸〉

＊**飯田俊穂**（安曇野ストレスケアクリニック／要電話予約）HP　安曇野市穂高有明9980-4（0263-31-3107）

＊**小林正信**（虹の村診療所／精神科・心療内科）　安曇野市穂高有明7607-3 メディカルガーデン内（0263-84-5820）

飯田俊穂（岡谷市民病院／心療内科／月曜午前）　岡谷市本町4-11-33（0266-23-8000）

川室優（高田西城病院／精神科）HP　上越市西城町2-8-30（025-523-2139）

川室優（川室記念病院）　上越市大字北新保71番甲地（025-520-2021）

加藤佳彦（かとう心療内科クリニック／心療内科・神経科・精神科）HP　新潟市江南区亀田向陽1-3-35（025-382-0810）

＊**佐野秀典**（城北公園クリニック）　静岡市大岩四丁目25-43（054-245-6700）

＊**佐野秀典**（就労移行支援事業所G-STEP／月～土・10～16時）　静岡市葵区桶屋町36（054-266-3011）

＊**寺田浩**（あおいクリニック／精神科・心療内科）HP　静岡市葵区昭和町1-6 サンフォレスト静岡昭和町ビル5F（054-205-6666）

▽**森則夫・星野良一・竹林淳和**（浜松医科大学病院／精神神経科）HP　浜松市半田山1-20-1（053-435-2111）

＊**藤本英生**（青葉クリニック／精神科）HP　練馬区関町南1-1-24（03-3920-1111）

＊**西川嘉伸**（クリニック西川／精神科）HP　豊島区南大塚2-45-9ヤマナカヤビル1F（03-5395-0721）

榎本稔（榎本クリニック）HP　豊島区西池袋1-2-5（03-3982-5345）

▽**中山和彦・丸山晋**（東京慈恵会医科大学／精神科）HP

平林万紀彦（ペインクリニック）　港区西新橋3-19-18（03-3433-1111）

大西守（メディカルケア虎の門／精神科／要予約）　港区虎ノ門1-16-16虎ノ門ＭＧビル３階（03-5510-3898）

牛島定信（いわたにクリニック／精神神経科）　港区芝5-13-14-5F（03-5440-1677）

＊**伊藤克人**（東急病院／心療内科）　大田区北千束3-27-2（03-3718-3331）

＊**高橋俊郎**（たかはしメンタルクリニック）HP　世田谷区玉川2-24-6シルク玉川長崎屋ビル603（03-5717-3458）

松田仁雄（八雲総合研究所／精神療法・カウンセリング／医療機関でないため、治療のための通所はお受けできません。ホームページをご参照ください）HP　目黒区八雲2-21-8近藤方（050-3451-4920）

〈東京市部〉

▽**中村敬・中山和彦・塩路理恵子・舘野歩・樋ノ口潤一郎・矢野勝治・谷井一夫・久保田幹子**（東京慈恵会医科大学第三病院／森田療法センター）HP　狛江市和泉本町4-11-1（03-3480-1151）

＊**細谷律子**（細谷皮膚科）　狛江市中和泉1-1-1狛江YSビル3F（03-3430-5688）

＊**橋本和幸**（調布はしもとクリニック）HP　調布市布田1-44-3　高橋ビル603号（042-486-7833）

樋口祥一（樋口クリニック／精神科）　武蔵野市中町1-13-1駅前田辺ビル2F（0422-56-3588）

森温理（松見病院／精神科・心療内科）　小平市小川東町2-11-1（042-341-3211）

松村英幸（根岸病院／精神科）HP　府中市武蔵台2-12-2（042-572-4121）

宮里勝政（府の森メンタルクリニック／心療内科・精神科）HP　府中市宮町1-11-2六社堂ビル3F（042-360-6333）

鈴木忠治（緑風メンタルクリニック／心療内科・精神科）HP　国立市北

(048-822-3259)

＊**森温理**（北辰病院／木曜午前） 越谷市七左町 4-355（048-985-6666）

鈴木健夫（久喜すずのき病院／精神科）HP 久喜市北青柳 1366-1（0480-23-6540）

秋山一郎（両毛病院）HP 佐野市堀米町 1648（0283-22-6150）

青木楊子（青木病院） 足利市本城 1-1560（0284-41-2213）

石川純一・川上正憲（那須高原病院）HP 那須郡那須町大字高久甲 375（0287-63-5511）

増茂尚志（栃木県精神保健福祉センター／精神科）HP 宇都宮市下岡本町 2145-13（028-673-8785）

阿部道郎（阿部医院） 桐生市相生町 1-338（0277-53-5411）

〈東京 23 区〉

國本芳樹（成増メンタルクリニック）HP 板橋区成増 3-4-16（03-5997-0800）

＊**山田治**（ちとせクリニック／精神神経科） 板橋区小豆沢 3-11-13（03-3969-1008）

小峯和茂（小峰クリニック） 北区西ケ原 3-2-1-113（03-3910-2104）

窪田彰（錦糸町クボタクリニック／精神科）HP 墨田区錦糸 3-5-1（03-3623-3031）

＊**山寺亘**（東京慈恵会医科大学葛飾医療センター／精神神経科）HP 葛飾区青戸 6-41-2（03-3603-2111）

＊**渡辺克雄**（上野の森クリニック／精神科・心療内科）HP 台東区上野 2-11-6 黒沢ビル B1F（050-3734-3899）

＊**北西憲二・井出恵**（森田療法研究所・北西クリニック）HP 渋谷区桜ケ丘 20-12 ル・カルティエ桜丘 202（03-6455-1411）

紫藤昌彦（紫藤クリニック）HP 新宿区高田馬場 1-29-21 みかどビル 2F（03-3232-1622）

＊**豊原利樹**（龍医院）HP 中野区本町 5-47-10（03-3384-2255）

三宅永（ひさし）（飯田橋メンタルクリニック）HP 千代田区富士見 2-3-10 飯田ビル 4F（03-3237-5558）

市川光洋（飯田橋光洋クリニック／精神科・心療内科）HP 千代田区富士見 2-3-10 北澤ビル 2F（03-5212-1778）

市川光洋（光洋クリニック光が丘／毎週火曜）HP 練馬区田柄 5-27-6 プリー光が丘 2F（03-3999-7735）

1-15-10（017-738-2101）
黒田正宏（黒田内科胃腸科医院／心療内科・消化器内科）HP 八戸市柏崎3-7-18（0178-45-7777）
森荘祐（三田記念病院）HP 盛岡市加賀野3-14-1（019-624-3251）
湊浩一郎（湊クリニック） 横手市横手町字一の口27-1（0182-35-1008）
横川弘明（山形さくら町病院）HP 山形市桜町2-75（023-631-2315）
腰越直也（腰越クリニック／精神科） 鶴岡市美咲町25-16（0235-29-1310）
福井俊彦（福井医院） 仙台市宮城野区東宮城野4-2（022-236-8831）
＊**藤本英生**（青葉病院・水曜日午前中） 仙台市宮城野区幸町3-15-20（022-257-7586）
高橋克（高橋メンタルクリニック／精神科） 仙台市青葉区五橋1-4-6（022-227-8535）
＊**斎藤修**（緑の里クリニック／精神科・心療内科）福島市大森字本町裏52-5（024-544-3310）

〈関東：千葉県・茨城県〉
＊**池田國義**（手賀沼病院／精神科・心療内科） 柏市箕輪700（047-193-3050）
＊**池田國義**（秋元病院／精神科・心療内科／木曜のみ）鎌ケ谷市初富808-54（047-446-8100）
＊**丸山晋**（総武病院／月・火の午前、土の午後） 船橋市市場3-3-1（047-422-2171）
＊**立松一徳**（立松クリニック） 船橋市前原西2-14-1-502（047-493-0710）
＊**平林万紀彦**（八千代病院／精神科・ペインクリニック・麻酔科）HP 八千代市下高野549（047-488-1511）
＊**坂口実**（清仁会病院／精神科・内科） 神栖市矢田部11345-1（0479-48-2000）

〈関東：埼玉県・栃木県・群馬県〉
比嘉康宏（ひが神経内科クリニック／初診の場合電話予約要） さいたま市北区土呂町1-21-7 鈴谷ビル1F（048-668-5861）
＊**比嘉千賀**（ひがメンタルクリニック）HP さいたま市大宮区高鼻町1-305（048-641-2133）
野村和広（野村クリニック／精神科） さいたま市浦和区常盤2-9-12

築島健（札幌こころのセンター〈札幌精神保健福祉センター〉） 札幌市中央区大通西19丁目 WEST19・4F（011-622-0556）

金田圭司（南一条メンタルクリニック／精神科） 札幌市中央区南1条西16丁目 レーベンビル3F（011-613-1025）

早苗麻子（萌クリニック／精神科・心療内科） HP 札幌市白石区本郷通13丁目南4-27 ムトウビル3F（011-862-0020）

佐藤康行（創心メンタルケアクリニック／心療内科・神経・精神科） HP 札幌市手稲区前田4条14丁目3-10（011-688-1551）

三上昭廣（函館渡辺病院／精神神経科） HP 函館市湯川町1丁目31-1（0138-59-2221）

世良洋（世良心療内科クリニック） 小樽市稲穂2-9-11 ツルハビル3F（0134-24-4556）

＊**奥田石雄**（ミネルバ病院／精神科） HP 伊達市松ヶ枝町245-1（0142-21-2000）

穴澤龍治（北広島メンタルクリニック／精神科） HP 北広島市新富町西2-1-14（011-376-7373）

小畠恵一（すみかわメンタルクリニック／精神科） HP 苫小牧市澄川町1丁目14-1（0144-68-5266）

芦沢健・片岡昌哉（植苗病院） HP 苫小牧市字植苗52-2（0144-58-2314）

片岡昌哉（柳町診療所・診察日水曜） HP 苫小牧市柳町4-12-20（0144-57-3322）

土屋潔（苫小牧緑ケ丘病院／精神科） HP 苫小牧市清水町1-5-7（0144-34-4761）

坂井敏夫（大江病院／精神科） HP 帯広市西二十条南2-5-3（0155-33-6332）

難波定喜（江南通りクリニック／精神科） 釧路市東川町3-15（0154-32-3788）

宮田洋三（つるい養生邑病院／精神科） HP 阿寒郡鶴居村字雪裡原野北22線西11番地（0154-64-2321）

藤本達哉（聖台病院／精神科） HP 上川郡東神楽町東1線2-13（0166-83-3522）

〈東北〉

山崎照光・百成公美（生協さくら病院／精神科） HP 青森市問屋町

協力医一覧

- データは2014年8月現在のものです。
- お名前を掲載させていただいているのは、生活の発見会の活動を理解され、神経質症の診断指導をしてくださっている先生がたです（敬称略）。
- ▽印は入院森田療法を、＊印は外来森田療法を実施している施設です。
- 無印の先生は森田療法は実施していませんが、診断をし、適応者には指導してくださる先生です。また、精神科以外の先生は、ご専門の科の診断にのみ対応してくださいます。
- 受診の際は必ず事前に電話をし、診療日を確かめてからにしてください。
- HP印はホームページを開設している施設です。発見会ホームページの「協力医師一覧」からも開くことができます。

〈北海道〉

下出道弘（しもでメンタルクリニック／精神科・心療内科）HP　札幌市豊平区中の島2条1丁目3番25号 カムオンビル（011-833-6662）

＊**山田秀世**（大通公園メンタルクリニック／精神科・心療内科）HP　札幌市中央区大通西5丁目　昭和ビル4F（011-233-2525）

長谷川直実（デイケアクリニック「ほっとステーション」）HP　札幌市中央区大通西5丁目 昭和ビル2F（011-233-5255）

高橋博政（大通り心療内科クリニック）　札幌市中央区大通西5丁目 昭和ビル4F（011-233-8080）

＊**柘野雅之**（大通りつげのクリニック／心療内科・精神科）HP　札幌市中央区南1条西2丁目5 南1条Kビル3F（011-207-3353）

橋本省吾（旭山病院）　札幌市中央区双子山4-3-33（011-641-7755）

傳田健三（北海道大学病院精神科）　札幌市北区北14条西5丁目（011-716-1161）

＊**加藤亮**（さっぽろ心療内科クリニック／心療内科）HP　札幌市北区北8条西3丁目28　札幌エルプラザ6F（011-737-0800）

〈中国〉

福山パニ症交流会　毎月第２月曜日 10時半～　福山市神辺公民館

鹿児島集談会　毎月第２日曜 13 時半～　サンエールかごしま会議室
沖縄集談会　毎月第３日曜 13 時～　浦添中央公民館
沖縄夜間懇談会　毎月第１木曜 19 時～　浦添市立中央公民館

テーマ別懇談会

〈北海道〉

「札幌・五巻を読む会」懇談会 HP　年５回（２月、４月、６月、８月、10 月）第４日曜　札幌市中央区民センター

〈東京・関東〉

トレモロ友の会（旧書痙の会）　春秋の年２回　本部集会室
生泉会（旧強迫の会）　年４回（６月、９月、12 月、３月）日曜 13 時半～　本部集会室
パニ症交流会 HP　毎月第３土曜 13 時半～　東京芸術劇場 5F・6F 会議室
若者交流会「PRISM」（10 代～ 30 代）HP　４月、７月、９月、11 月、12 月、２月開催　連絡先・本部事務局
「活年の会」懇談会（中高年）　５月、８月、11 月、３月第３日曜 13 時～　本部集会室
夢を語る会　奇数月第２土曜 14 時～　埼玉会館
生涯森田の会（中高年）　原則として３月、７月、11 月第１土曜 13 時半～　千葉市中央コミュニティセンター、または我孫子市けやきプラザ

〈中部〉

わかものホッと懇談会（40 歳以下）　年５回（３月、５月、７月、９月、11 月）第１日曜 13 時半～　名古屋中村生涯学習センター

〈関西〉

ＯＣＤ〈Obsessive（強迫観念）Compulsive（強迫行為）Disorder（障害症状）〉（旧関西強迫の会）　２月、５月、８月、11 月第３土曜 13 時～　大阪市立中央区民センター
関西トレモロ友の会（書痙・震え）　３月、９月第２土曜 13 時～
コミュニティくらぶ（吃音交流会）　偶数月第２日曜 17 時～
梅田原著の会　毎月第１土曜 18 時～　大阪市立総合生涯学習センター
三宮原著の会　毎月第４土曜 18 時～　神戸市勤労会館
西宮・全集五巻を読む懇談会　毎月第２土曜 18 時～　西宮市立勤労会館

〈中国〉

岡山集談会　毎月第４日曜13時～　岡山県総合福祉NPO会館「きらめきプラザ」内ゆうあいセンター

福山集談会　毎月第１日曜13時～　福山市民参画センター

広島集談会　毎月第２日曜13時～　広島市西区区民文化センター

広島平日女性懇談会　毎月第３金曜10時半～　広島市東区民センター

松江集談会　毎月第２日曜13時半～　松江市市民活動センター

山口集談会　毎月第４日曜13時～　会場未定

〈四国〉

高松集談会 HP　毎月第１日曜13時～　高松市男女共同参画センター

徳島集談会 HP　毎月第２日曜13時～　とくぎんトモニプラザ（徳島県青少年センター）

高知懇談会　偶数月第３日曜13時～　こうち男女共同参画センター

愛媛集談会　毎月第４日曜13時～　松山市総合福祉センター

〈九州〉

九州ブロック初心者懇談会　毎月第４日曜14時～　福岡市中央市民センター

北九州集談会　毎月第２日曜13時半～　小倉南生涯学習センター（旧小倉南市民センター）

福岡平日集談会　毎月第１木曜11時～　福岡市立婦人会館

福岡第二集談会　毎月第２土曜14時～　福岡市南市民センター

福岡夜間集談会　毎月第３土曜18時～　福岡市中央市民センター

福岡第三日曜集談会　毎月第３日曜14時～　福岡市早良市民センター

福岡南部集談会　毎月第３日曜13時半～　大牟田市中央公民館

熊本集談会　毎月第４日曜13時半～　熊本市中央公民館

佐賀集談会　毎月第２日曜14時～　佐賀商工ビル７階・佐賀市民活動プラザ

長崎懇談会　偶数月第２日曜13時半～　長崎市民会館もしくは長崎市立図書館

佐世保集談会　毎月第４日曜13時半～　山澄地区公民館

大分集談会　毎月第３日曜13時～　大分市コンパルホール

宮崎集談会　毎月第４土曜13時半～　宮崎市民プラザ

橿原集談会　毎月第3日曜13時～　奈良県橿原公苑本館会議室
枚方集談会　毎月第3日曜13時半～　枚方市サンプラザ生涯学習市民センター
大阪集談会　毎月第3日曜13時半～　大阪市立中央会館
守口集談会　毎月第1日曜13時半～　守口市国際交流センター
堺夜間集談会　毎月第2土曜19時～　堺市総合福祉会館
天王寺集談会　毎月第2日曜13時～　天王寺区民センター
和歌山集談会　毎月第3日曜13時半～　和歌山市中央コミュニティセンター
南紀懇談会　開催日時は事務局にご確認下さい　田辺市民総合センター内生涯学習センター
関西リフレッシュ懇談会　毎月第4金曜13時～　大阪市立中央区民センター
大阪夜間初心者コーナー　毎月第3土曜19時～　大阪市中央公会堂（中之島土曜フレッシュ集談会併設）
大阪水曜夜間集談会　毎月第3水曜日18時半～　大阪市中央公会堂
中之島金曜夜間集談会HP　毎月第1金曜19時～　大阪市中央公会堂
中之島土曜フレッシュ集談会HP　毎月第3土曜19時～　大阪市中央公会堂
大阪土曜夜間集談会HP　毎月第4土曜18時～　大阪市立総合生涯学習センター
梅田平日集談会　毎月第2金曜11時～　大阪市立総合生涯学習センター
なにわ女性集談会　毎月第3火曜日11時～　大阪市立中央会館
リフレッシュ平日懇談会　毎月第3木曜11時～　大阪市立中央区民センター
弁天町・日曜女性懇談会　1月、4月、7月、10月第3日曜13時～　大阪市立弁天町市民学習センター
堺土曜集談会　奇数月第2土曜13時半～　サンスクェア堺
神戸初心者コーナー　毎月第1日曜13時～　神戸市勤労会館（神戸集談会併設）
神戸集談会　毎月第1日曜13時～　神戸市勤労会館HP
神戸夜間集談会　毎月第3土曜18時～　神戸市勤労会館
六甲集談会　毎月第2日曜13時～　神戸市六甲道勤労市民センター
芦屋女性集談会　毎月第2水曜日13時～　神戸学生青年センター
姫路集談会　毎月第3日曜13時～　姫路市民会館

〈信越〉

長野集談会　毎月第３日曜 13 時〜　長野市勤労者女性会館しなのき
安曇野懇談会　奇数月第１日曜 13 時半〜　NPO 法人長野県子どもサポートセンター
新潟集談会　毎月第４日曜 13 時〜　新潟市総合福祉会館
長岡懇談会　毎月第２日曜 13 時半〜　長岡社会福祉センター

〈中部・北陸〉

沼津集談会[HP]　毎月第３日曜 13 時〜　静岡県東部地域交流プラザ
静岡集談会　毎月第３日曜 13 時半〜　静岡労政会館
浜松集談会　毎月第２日曜 13 時〜　浜松市福祉交流センター
富山集談会　毎月第１日曜 13 時〜　サンシップ富山
石川集談会　奇数月第２日曜９時半〜　金沢市近江町交流プラザ
福井集談会　毎月第３日曜 13 時〜　アオッサ７階 707 号室
名古屋ブロック初心者懇談会　毎月第３日曜 13 時半〜　名古屋西生涯学習センター
岐阜集談会　毎月第２日曜 13 時半〜　岐阜市市民福祉活動センター
岡崎集談会[HP]　毎月第３日曜 13 時半〜　岡崎市竜美ヶ丘会館
名古屋集談会[HP]　毎月第４日曜 13 時半〜　名古屋西生涯学習センター
名古屋第二集談会　毎月第２日曜 13 時半〜　名古屋西生涯学習センター
名古屋中村集談会　毎月第３日曜 13 時〜　名古屋中村生涯学習センター
名古屋水曜集談会[HP]　毎月第４水曜日（ただし３月、７月、12 月は第３水曜日）10 時半〜　名古屋中村生涯学習センター
三重集談会　毎月第２日曜 13 時〜　アストプラザ

〈関西〉

京阪奈ブロック初心者懇談会　毎月第３日曜 14 時 40 分〜　キャンパスプラザ京都
京都女性懇談会　毎月第２火曜日 10 時 15 分〜　ウィングス京都
京都南集談会　毎月第１日曜 13 時〜　ウィングス京都
京都夜間集談会　毎月第３土曜 18 時 15 分〜　キャンパスプラザ京都
滋賀集談会　毎月第１日曜 13 時半〜　草津市立まちづくりセンター
奈良集談会　毎月原則として第１日曜 13 時〜　生駒市コミュニティセンター
奈良夜間集談会　毎月第３土曜 18 時〜　奈良市西部公民館５階

多摩平日懇談会　毎月第２木曜11時～　八王子市生涯学習センター
甲府懇談会　偶数月第２日曜14時～　甲府市総合市民会館
茗荷谷平日集談会　毎月第２火曜11時～　本部集会室
小石川平日集談会　毎月第３金曜11時～　本部集会室
自由が丘平日集談会　毎月第２木曜11時～　緑が丘文化会館
ファミリー集談会　毎月第２金曜11時～　本部集会室
関東リフレッシュ懇談会　毎月第３火曜11時～　本部集会室
赤羽ホッとコム集談会HP　毎月第１金曜19時～　北とぴあ
浦和集談会HP　毎月第４日曜13時～　下落合コミュニティセンター
大宮集談会　毎月第２土曜14時～　東大宮コミュニティセンター
大宮夜間集談会　毎月第３金曜19時～　シーノ大宮センタープラザ
春日部集談会　毎月第２日曜13時半～　春日部市商工振興センター
熊谷集談会　毎月第３日曜13時半～　熊谷会館
川越集談会　毎月第３日曜13時半～　川越地方庁舎
所沢集談会　毎月第３日曜13時～　所沢市中央公民館
群馬集談会　毎月第３日曜13時半～　高崎市中央公民館
群馬東部集談会　毎月第２土曜13時半～　太田市社会教育センター
栃木懇談会　毎月第２日曜14時～　とちぎ市民活動推進センター
船橋集談会　毎月第３日曜13時半～　船橋中央公民館
船橋平日集談会　毎月第２木曜10時半～　船橋中央公民館
柏集談会　毎月第２日曜13時～　柏市中央公民館
千葉集談会　毎月第４日曜13時～　千葉市中央コミュニティセンター
水戸集談会HP　毎月第４日曜13時15分～　茨城県民文化センター
土浦集談会　毎月第３日曜13時～　土浦市亀城プラザ
横浜第二集談会HP　毎月第２日曜13時～　フォーラム南太田
横浜第四集談会HP　毎月第４日曜13時半～　かながわ県民センター
横浜夜間懇談会　毎月第２金曜19時～　かながわ県民センター
横浜女性集談会　毎月第３金曜10時半～　かながわ県民センター
川崎集談会　毎月第１日曜13時～　「てくのかわさき」内福祉パルたかつ
厚木集談会HP　毎月第１日曜13時～　アミューあつぎ市民交流プラザ
厚木平日集談会　毎月第３火曜10時半～　アミューあつぎ市民交流プラザ
大和集談会　毎月第２土曜13時～　大和市生涯学習センター
鎌倉集談会HP　毎月第３日曜13時～　大船学習センター
小田原集談会　毎月第２日曜14時～　小田原市生涯学習センター

岩手集談会　毎月第３日曜13時半〜　アイーナ606号室
鶴岡集談会　毎月第１日曜（ただし１月と５月は第２日曜。６月第２日曜はレクリエーション）13時半〜　鶴岡市勤労者会館
仙台集談会　毎月第２日曜13時〜　仙台市中央市民センター
仙台第三集談会　毎月第１土曜（ただし１月、４月、５月は第２土曜）13時半〜　仙台市荒町市民センター
福島集談会　毎月第２日曜13時〜　AOZ「アオウゼ」

〈東京・関東〉
初心者懇談会
平日初心者懇談会　毎月第３金曜11時〜　本部B集会室
夜間初心者懇談会　毎月第４金曜18時50分〜　本部集会室
日曜初心者懇談会　毎月第２日曜13時半〜　本部集会室
文京集談会　毎月第１日曜13時〜　本部集会室
後楽園集談会HP　毎月第１土曜14時〜　文京シビックセンター内
浅草集談会HP　毎月第２日曜13時半〜　都立産業貿易センター台東館
練馬集談会HP　毎月第４日曜13時半〜　サンライフ練馬
石神井懇談会　毎月第２日曜14時〜　練馬区役所石神井庁舎
大田集談会　毎月第２日曜13時半〜　大田区立生活センター
下丸子懇談会HP　毎月第４土曜14時〜　大田区民プラザ
品川夜間集談会　毎月第２土曜18時15分〜　大崎第二地域センター・区民集会所
池袋土曜集談会HP　毎月第２土曜14時〜　東京芸術劇場
上野平日夜間集談会　毎月第４水曜18時半〜　上野区民会館
渋谷平日夜間集談会　毎月第３火曜19時〜　渋谷区文化総合センター大和田
亀戸夜間集談会　毎月第３土曜18時15分〜　カメリアプラザ「江東区亀戸文化センター」
自由が丘集談会HP　毎月第３日曜14時〜　緑が丘文化会館
調布・世田谷集談会HP　毎月第２日曜13時〜　世田谷区立烏山区民センター
杉並集談会HP　毎月第３日曜14時〜　久我山会館第２集会室
立川集談会　毎月第１日曜14時〜　立川市立第一小学校
国分寺夜間集談会HP　毎月第３金曜19時〜　国分寺労政会館
八王子集談会HP　毎月第４日曜13時〜　八王子市生涯学習センター

集談会開催場所一覧

・データは2014年9月現在のものです。
・集談会は原則として会員のための集まりですが、非会員でも出席できます。
・開催の日時・場所の変更もありますので、ご出席の際は必ず生活の発見会へお問い合わせのうえ、ご確認ください。
・会場への問い合わせはご遠慮ください。
・HP印はホームページを開設している集まりです。発見会ホームページの「全国の発見会のご案内」からも開くことができます。

相談室案内

いずれも電話で予約してください（有料）
本部相談室　本部事務局：予約は来月分を前月15日から電話で受付けます
電話による相談　連絡先・本部事務局（Tel 03-6661-3800）

集・懇談会案内

〈北海道〉
札幌初心者懇談会 HP　毎月第4日曜13時半～16時半　札幌市中央区民センター
札幌第三集談会　毎月第3日曜14時～　札幌エルプラザ
札幌夜間集談会　毎月第2金曜18時半～　札幌市中央区民センター
札幌シニア懇談会　毎月第2土曜13時半～　札幌市中央区民センター
苫小牧集談会　毎月第2日曜13時半～　苫小牧市民活動センター
函館集談会　毎月第3日曜13時～　函館市総合福祉センター
帯広集談会 HP　毎月第1日曜13時半～　帯広市東コミュニティセンター
釧路集談会　毎月第4土曜14時15分～　釧路市総合福祉センター
旭川集談会　毎月第3日曜13時半～　旭川市ときわ市民ホール

〈東北〉
青森集談会　毎月第2日曜13時20分～　青森市男女共同参画プラザ

■著者略歴

岸見勇美（きしみ・いさみ）
一九三三年、島根県松江市生まれ。早稲田大学法学部卒業。化学工業日報社取締役編集長、同主幹を経て、現在フリージャーナリスト。
『われらが魂の癒える場所——森田療法と長谷川洋三』、『ノイローゼをねじ伏せた男——森田療法の伝道者　水谷啓二の生涯』（ともにビジネス社）、『森田正馬——癒しの人生』（春萌社）、『高良武久　森田療法完成への道——不安な時代に生きる知恵』（元就出版社）、『地獄の海——レイテ多号作戦の悲劇』、『ザ・監査法人——粉飾決算と戦った男たち』（ともに光人社）など多数の著作がある。

ISBN 978-4-8269-7157-7

神経症《しんけいしょう》からの「回復《かいふく》の物語《ものがたり》」

二〇一四年一〇月二〇日　第一版第一刷発行

著　者　岸《きし》見《み》勇美《いさみ》

監　修　生活《せいかつ》の発見会《はっけんかい》

発行者　中村　浩

発行所　株式会社　白揚社
〒１０１－００６２　東京都千代田区神田駿河台１－７
電話０３－５２８１－９７７２　振替００１３０－１－２５４００

装　幀　岩崎寿文

印刷・製本　中央精版印刷株式会社